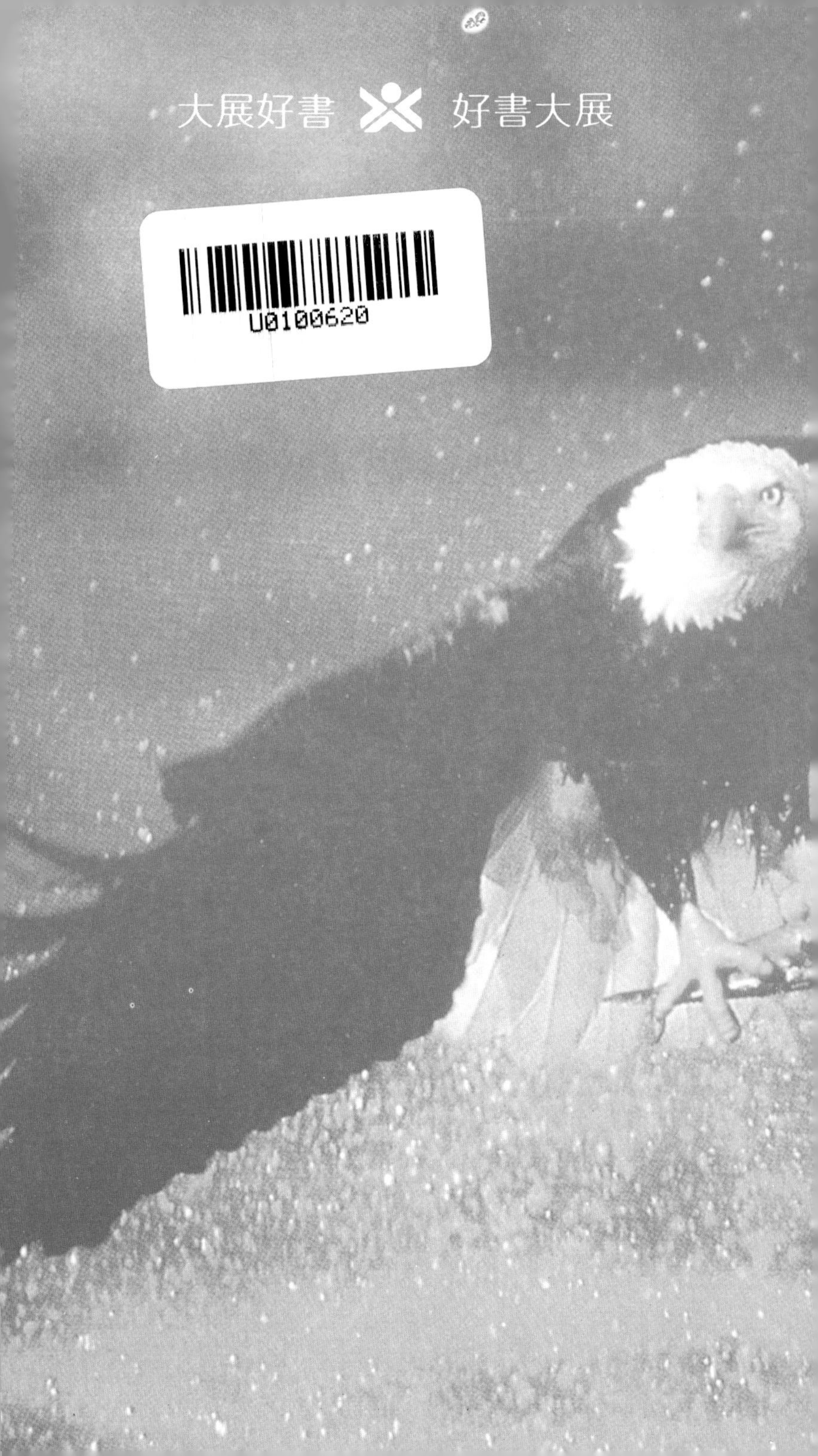

大展好書 好書大展

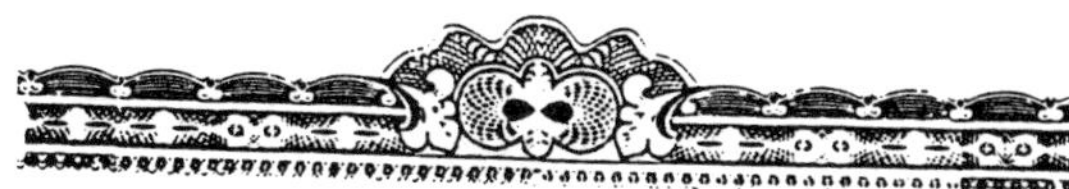

重新還我黑髮

桑名隆一郎／著
劉小惠／譯

推薦信

經常講到「少年禿的治療」與「四萬十川的自然保護」的桑名先生，基於長年累月的臨床經驗而寫下關於少年禿的書籍。去掉複雜的內容，而以簡潔明快的文章，表現出非比尋常的技巧。經常表現出獨特的思考，的確是像他的作風。對於因少年禿而煩惱的人，也的確是可以當成請益對象的絕佳書籍。同時，他也似乎開發了新的生髮劑，臨床效果非常好。

閱讀本書時，希望有更多的設施供給更多的少年禿患者使用，而展現好的臨床實驗結果。但是，很遺憾的是目前尚未發表出來。

閱讀後如果犧牲信賴度的問題，就可以了解到他寫本書的心情，就是希望給因少年禿而煩惱的人帶來佳音。可以說是他充滿智慧、熱情的書籍。不要簡略地讀過，一定要仔細地閱讀。

德島大學醫學部　皮膚科　荒瀨　誠治

前言

遺傳體質加上老化現象出現「頭髮稀疏」的現象，雖然與生命沒什麼關係，但是實質問題卻使很多人都有禿頭的煩惱。最近除了男性外，連女性也有這種現象。

「反正禿頭也無法治好，只得靠假髮店幫忙了。醫生也說，對於這種不需關心的問題，根本不需抱持關心的態度。」

經常在醫師會中聽到這類的言論，但是，說這些話的偉大醫師們，當中國的「101」或「102」成為話題時，恐怕比我們搶先一步購買而灑在頭髮上了。至少在醫學界關於禿頭問題似乎沒有得到市民權，醫生也是人類，對於禿頭問題當然會感到興趣。

在叫嚷生活品質的現代，很多人感到煩惱的禿頭，醫師應該要提供一些醫療服務……這是我的看法。因此，捨棄以往的想法，要正面地面對禿頭這種疾病（？），研究其原因、討論預防法，進行適當的治療。當然，這是利用有限預算及有限人員的研究，所以要很有耐心才可以持續下去。

我們所說的禿頭，因程度、型態、年齡、性別的不同而有很多的種類。有的是「容易治好」的禿頭，有的則是「不易治好」的禿頭。其治療法也分為內科治療法（生髮劑外用）、外科治療法（植毛），或是戴假髮等。選擇最適合個人的治療法來施行才對。

但是，最後的目的不是利用生髮劑，而是「使患者本身的頭髮復甦」。因為禿頭而煩惱的人大部分都是「少年禿」，即使戴著「假髮」或是移植「人工毛」，患者心裡卻無法滿足。藉由這些手段雖能掩飾外表的禿頭，卻無法掩飾自己內心是禿頭的事實。

因為這個緣故，所以在戀愛或工作就變得消極。說到這裡……當我大學畢業的時候，我的一位朋友在擊障球時，據說「因為頭光禿禿的，所以不願進入障礙區」，晚上在卡拉OK店中要一邊看著放在下方的樂譜一邊唱歌時，認為「唉呀！光太刺眼了，還是不要唱好了！」變得非常掃興……。請各位想想這樣的情景。

到目前為止嘗試過各種生髮劑，無法得到如廣告般效果的人，或是已經放棄的人，或是想要使用假髮的人、因為頭髮問題而過著憂鬱問題日子的人，在這種抱持孤注一擲的心態下，本書提供各位新的治療法以及有效的生髮劑情報，希望你的頭髮能夠「復甦」。真摯地希望能夠充分地了解對於禿頭的研究成果，並且耐心地持續治療。

本稿完成時，感謝寄資料來的福田金壽先生（江南市福田皮膚科院長）、玉田伸二先生（德島市德島皮膚科診所院長）以及提供珍貴照片的猿田隆夫先生（高知市猿田皮膚科院長）、毛山章先生（高知市毛山醫院院長）鈴木正巳先生、增居茂樹先生（POLA化成工業研究所）等人，以及荒瀨誠治先生（德島大學醫學部皮膚科）、森岡雅史先生以及伊達先生、澤村豐先生、松尾廣之先生、安藝修躬先生（富士產業研究所）等人的協助，在此深致謝意

桑名　隆一郎

目錄

第二章　長毛的構造

第五章　黑髮復甦

第一章　注意令人在意的「頭髮」

您的頭髮是否不要緊

由於壓力社會的緣故，或是因過度護髮，雖然原因不明，但最近因掉髮和脫毛而感到煩惱的人增加了，而且二十幾歲的年輕男女頭髮稀疏的人屢見不鮮，而親子的少年禿，讓人覺得「反正不像老頭子一樣禿頭嘛……」，而一笑置之。甚至孩子的頭髮比父親的更爲稀疏。這實在是令人笑不起來的笑話。

如圖1所示，隨著年齡增長，男性型脫毛症的發症頻度不斷提升（例如六十歲時，三十％有少年禿傾向），在現代高齡化社會中，脫毛症者當然會增加。但在以前，禿頭之前就死去的人還很有元氣地擁有一頭漂亮的頭髮呢……。

高齡者少年禿也是很奇怪的現象……，也許你會這麼想。但是，這個少年禿的字眼是男性型脫毛症的俗稱，與發病年紀無關。按照分類型態（二十七頁）來進行的男性型脫毛症，即使患者是八十歲，也算是少年禿。

禿毛主要是從頭頂部開始，因此自己很難察覺。當他人發覺時，才一邊看著打高爾夫球的擊障礙球照片，以及參加宴會時的照片，才發現這一點。

最近掉髮增加、頭髮變細、頭髮分叉的面積不斷擴展，有沒有這種情形出現呢？

你是老煙槍、或是經常洗頭（放任頭髮乾燥）、或是不常洗頭（放任頭髮油膩）……。這些到底是不是禿頭預備軍呢？我們來探討一下。

關於頭髮的故事

相撲是日本的國技，但在漫長的歷史中，卻有因爲禿頭而有悲慘下場之力士的故事。有位力量强大的力士，連戰皆捷，可是

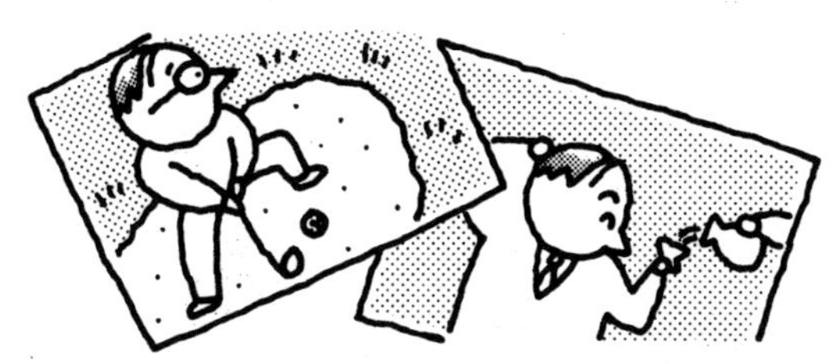

圖1　男性型脫毛症的年齡別發症率

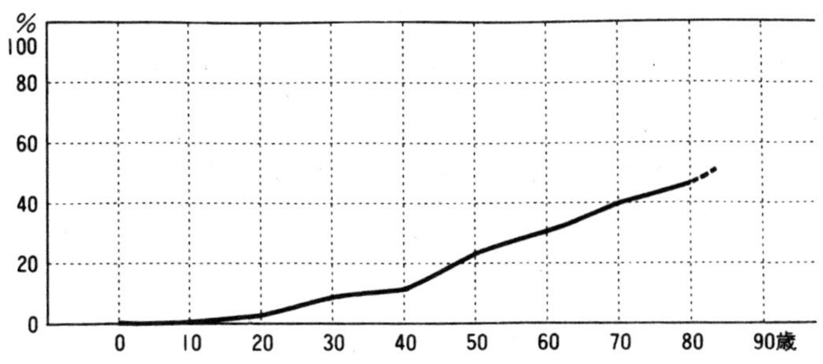

因爲遺傳的緣故，頭髮的髮際漸漸往後退，只好將髮髻的位置稍微往後移，幾年後，終於無法再綁髮髻而不得不結束相撲生涯。

由此可知，頭髮雖然不會直接危及生命，但卻與我們的生活有密切的關係，經常會改變一個人的人生。

頭髮主要是由角蛋白質所構成的，一根具有能抬起一二〇g東西的強度。自古以來漢方稱爲血餘（表示豐富的血液），是健康和年輕的象徵。也就是說，如果腎臟、肝臟、肺等罹患嚴重的疾病的人或是老人，無法擁有豐富的頭髮。

毛髮對人類而言，不是「維持生存的必須器官」，其功能已經由維持生存的「覆蓋皮膚」的機能，變成「保護局部或裝飾」的機能。所謂保護局部的意思，就是頭髮好像防曬劑般地保護頭皮，避免受到陽光的傷害。此外，眉毛具有屋簷的作用，防止汗掉入眼睛

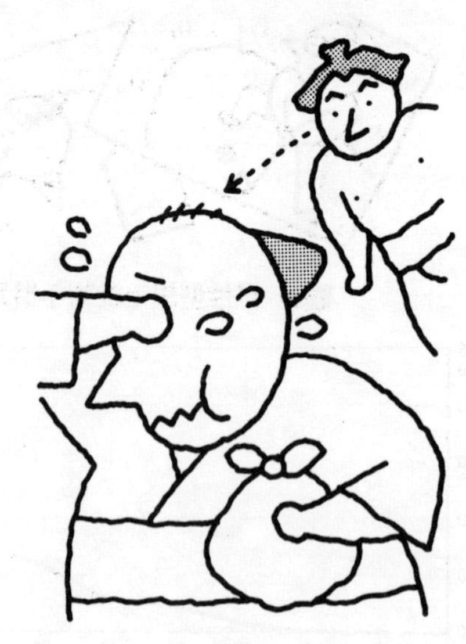

裡。睫毛、鼻毛則具有過濾網的作用，防止砂土、灰塵、蟲子等進入其中。

以裝飾意味而言，綁的髮型也是時髦裝扮的重要因素之一。像鬍鬚可以說是高加索人這種毛色較深的人種所特有的男性特徵。

關於陰毛方面，男性女性各有不同，男性爲菱形，女性大都爲三角形，不可思議的是，女性的軟毛少於男性的。而像腳或腋下等部位，女性經常要剃毛，藉此强調女性的柔美。多毛症是毛太多，禿頭則毛太少，此外還有捲毛等異常毛存在。所有的男性、女性都關心毛的問題，而產生不悅、擔心的情狀。

紀元前四世紀，在人類最貧窮的時候，就已經出現了男性型脫毛症的治療藥羊糞、蛇粉等物質，由這個事實來看，就知道大家都非常擔心禿頭問題。

禿頭已經不再是男性的專利了

走在街上，經常可見男性的禿頭，女性則不是這麼明顯。因此很多人認爲，禿頭＝中高年男性。事實上，女性禿頭的也很多。

圖2是一九九〇～一九九四年四年間來脫毛症門診（高知紅十字醫院皮膚科在一九九〇年十一月開始每星期三下午，專門治療各種脫毛症患者，開設「脫毛症」門診）接受診斷的患者數。除了圓形脫毛症外，患者男女比例爲三比一。也就是說，男性較多，但是女性患者也有增加的趨勢。

理由不明……。可能是人口高齡化或是伴隨產生的荷爾蒙平衡的變動，或是速食品等飲良生活的變化，在鋼筋水泥的密閉狹小的房間中使用空調設備，或是以早上洗髮爲代表的過度的頭髮護理，或是女性進入社會工作承受壓力……，都是可以考慮的原因。

在這種社會背景下，現在年輕女生也要

圖2　1990～1994四年間到脫毛症門診接受診察的患者數

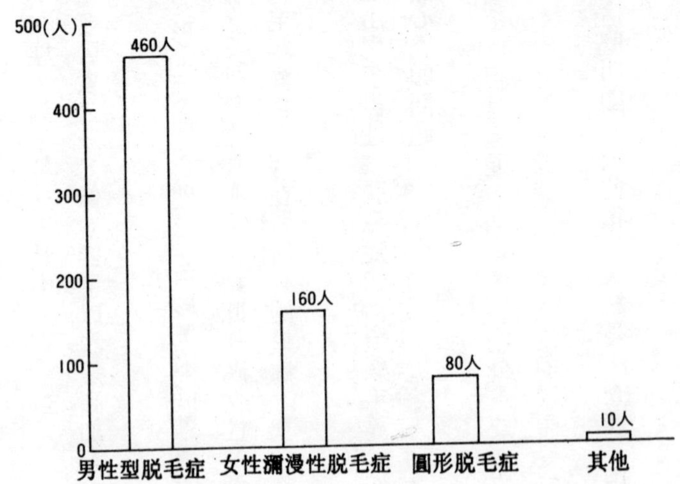

小心了。如果再不適當護髮，十年以後恐怕就要接受假髮的照顧了……。此外，不護髮的女性雖然非常多，可是對於女性毛髮執著心極强，甚至九十一歲還來脱毛症門診就診的人仍是存在的。

你的頭髮屬於哪一型

頭髮的大小（較大的硬毛、較小的軟毛等）、色調、形狀（直毛、捲毛……）有很大的個人差異。此外，來自頭皮的皮脂量所造成的油性髮或乾性髮等，都可用來區分頭髮的性質。

而某種程度是與生俱來的，不能當成治療的對象。但是像頭皮的皮脂（脂分）或頭皮屑過剩，則需配合症狀加以治療，放任不管會成爲禿毛之因。過度洗髮導致皮膚或頭髮乾燥的情形也相同。次頁是頭髮檢查表，可藉此製作自己的資料。

頭髮檢查表

1.頭髮粗細……………①粗　②細　③部分細

2.髮質…………………①硬　②軟　③部分柔軟

3.一週洗髮幾次………____次

4.頭皮屑的問題………①沒有頭皮屑　②很少　③較多（a.油膩　b.乾燥）

5.掉毛量………………①不在意（很少）　②很多　③偶爾很多

6.關於頭皮的狀態……①普通　②油膩　③乾燥

7.是否有白髮…………①沒有　②有（a.少　b.多）

8.洗髮後的乾燥問題…①自然乾燥　②吹乾

9.是否使用整髮劑……①沒有　②有（a.補劑、液體　b.慕斯　c.潤髮油　d.髮膠　e.髮乳　f.其他）

10.是否使用生髮劑……①是　②否

11.是否燙髮……………①否　②是（__個月__次）

12.是否染髮……………①否　②是（__個月　次）

13.是否戴帽子…………①否　②是（a.有時候　b.每天）

14.吃西式食品或日本食品…________食品

15.是否喝酒……………①否　②是（a.每天　b.__天__回）

16.是否抽煙……………①否　②是（1天約____根）

17.口味的喜好…………①口味較淡　②酸的食物　③甜食　④鹹的食物　⑤油膩食品

18.最近的腸胃情形如何……①好　②普通　③壞

19.睡眠時間多少…………____小時

20.壓力問題……………①不在意　②感覺強烈

21.是否有正在治療的疾病…①否　②是（病名______）

22.家人、親戚中是否有頭髮稀疏的人…①否　②是（a.父方　b.母方　c.雙方）

23.現在頭髮的狀態……22頁圖中，於符合的項目上畫圈。1～18項不符合的話，請簡單畫14、19的插圖。

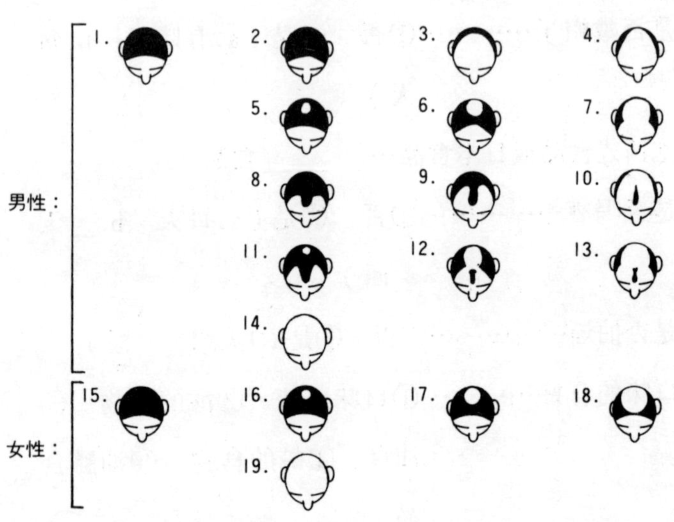

以上符合的項目②③較多者，就表示現在頭髮已經稀疏，必須注意。如果不處理，可能就會朝著「禿頭、頭髮稀疏之路前進」。雖然禿頭的一大原因據說是遺傳，但除此之外，「日常的護髮、生活模式」的影響也很大。閱讀完本書後，如果還感到擔心，請接受皮膚科專門醫師的診斷。

自然掉毛與危險掉毛

頭髮約有十萬根，每天會換五十～一百根，也就是說，這些毛掉落的同時也有毛重新長出，所以，在這個範圍內的掉毛是正常的，稱爲「自然掉毛」。

此外，九月到十月時會有自然掉毛增多的現象，通常每日掉毛數爲二百根，較多時爲三百根，也就是所謂「秋天掉毛」，起因夏季的體力消耗，而造成這種生理現象，這也算是一種自然掉毛。

危險掉毛則是：首先就是掉毛量增加。

像男性型脫毛症的進行期或圓形脫毛症的急

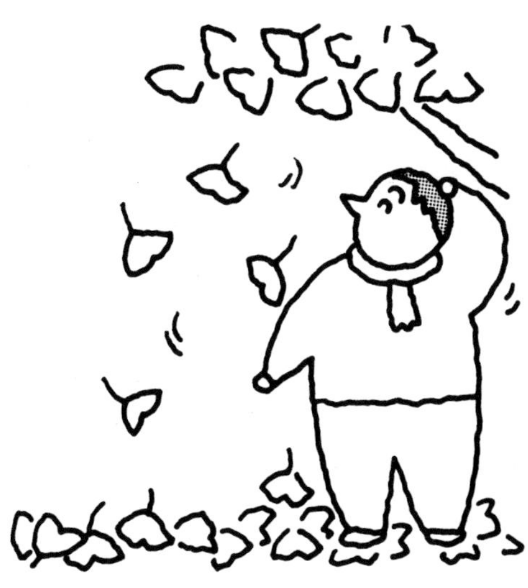

性期，每天會掉一千根以上的毛髮，這時頭髮會逐漸稀疏。第二就是胎毛（軟毛）掉落。通常在二～六年的成長期結束以後，毛進入休止期會掉落，而大都是較大的硬毛。硬毛因爲在理髮店修剪過幾次，因此尖端較爲突出。

男性型脫毛症等則是胎毛無法變成硬毛，胎毛直接掉落，因爲這種胎毛從來没有修剪過，所以前端較細（圖3）。

因此，胎毛掉毛是危險掉毛，可說是少年禿的前兆。像圖4伴隨胎毛掉毛的少年禿初期的症狀雖有點看不清楚，但從頭髮中分線的前頭部到頭頂部胎毛異常增加，就是很好的例子。

圖3

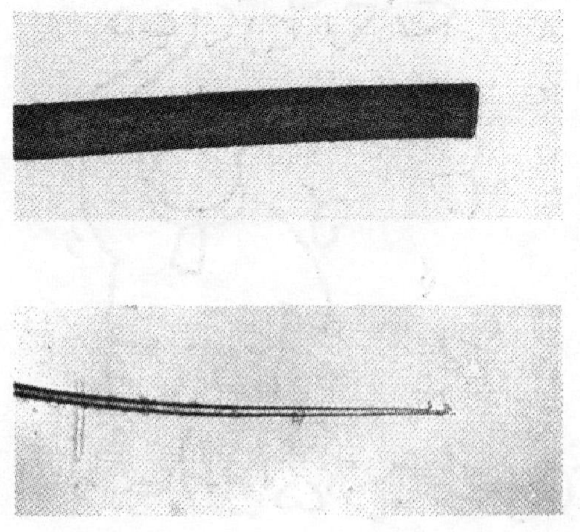

掉毛與老化

我們經常看到老人性脫毛這個名稱，這是由於動脈硬代的老化現象，導致毛包破壞消失而造成的。三十歲層到八十歲層毛包數約減少三十八%，因此掉落的毛較多，到了某個時期爲止，硬毛、軟毛都會掉很多。但是頭髮總數減少時，掉毛也就會減少。

老化而造成的掉毛就好像全身狀態，具有很大的個人差異。二十歲時大家都很有元氣，但到了七十歲時，有的人卧病在床，有的人卻還能開車呢！造成這種差距的原因不明。可能是與生俱來的體質受到生活模式、壓力等因素所造成的結果。白髮和掉毛同樣都是因老化而發症，但與掉毛卻是完全不同的獨立現象。並非「有白髮就不會禿頭」。

圖4

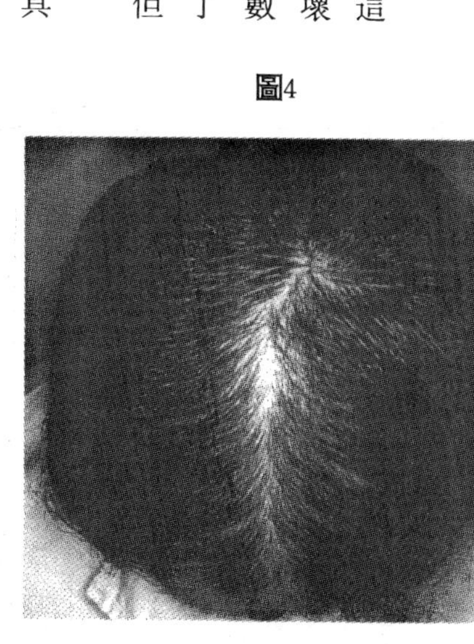

因老化而引起的掉毛現象的確存在。實際上依門診受診患者的分析發現，六十歲以下者佔壓倒性多數。可見掉毛的原因與其說是老化引起，還不如說是遺傳和生活模式、護髮方法等的關係更大。

危險信號

某位圓形脱毛症患者說……寒冷的冬天，早上想要洗個澡，於是先洗頭髮，但突然覺得腳怎麼那麼溫暖，一看腳邊，水已經積到腳脖子了，「真是奇怪呀…！」趕緊看看排水孔，没想到掉落的頭髮好像足球般的黑色硬塊阻塞了排水孔……。這是非常極端的例子，但是通常在枕頭上或梳子上會出現一些掉落的頭髮，很多人因此而注意到掉毛的問題，像這種就是罹患脱毛症的危險信號。如果數量異常多或持續二～三個月以上，就是危

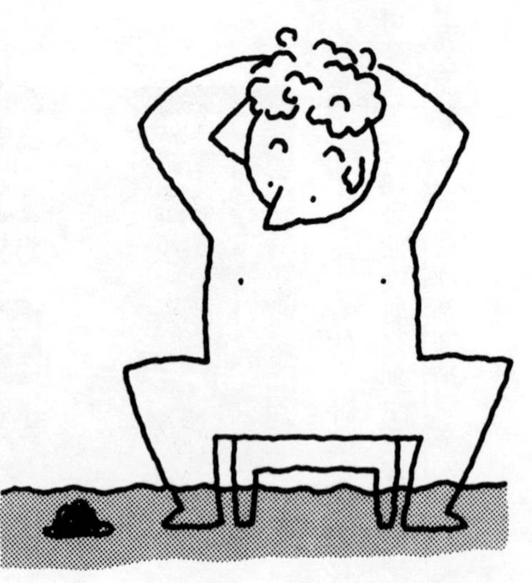

險信號。此外，數量如果不多，但掉落的是軟毛，情形也相同。

除了掉毛外，還有很多暗示將來可能會掉毛的危險信號。例如，頭皮症等頭皮不清潔、肩膀痠痛、抽煙造成頭皮的血液循環不全、腎、肝、肺疾病、慢性貧血、鹽分攝取過多引起高血壓症等全身疾病，還有夏天戴安全……帽等。

如果有任何符合的項目，請找皮膚科專門醫師診治。

掉毛（頭髮稀疏型）

掉毛症有各種不同類型。像男性型脱毛

圖5

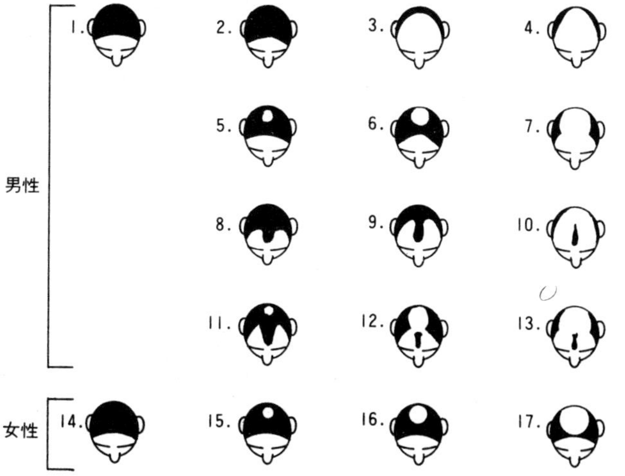

各種分類

症稍後就會叙述，是擁有特定的型態而且頭髮會變得稀疏。概言之，分爲從前方（前頭部）開始禿的情形，以及由頭頂部開始禿的情形。像女性的瀰漫性脱毛症則是整體稀疏（瀰漫性是指各部位平均脱毛的意思），尤其是頭頂部特別稀疏（圖5）。此外，圓形脱毛症並沒有特定的部位，可能有圓形脱毛巢突然出現於頭皮的某個部位。但是圓形脱毛症如果疾病的勢力較强時，整個頭髮都可能會掉落，甚至連腋毛、陰毛等全身的毛都會消失。

放棄之前該做什麼

禿頭是遺傳嘛……，你會不會因爲年紀大的緣故而放棄治療呢？此外，護理時會不會使用市售的生髮劑而「還是不行呀！」因爲這樣而怠忽護理嗎？但是「遺傳性疾病＝無法治療」並不正確。例如糖尿病等是遺傳性疾病，但是利用胰島素就能加以控制。

男性型脱毛症受到男性荷爾蒙的影響極强，而且出現在前頭部，所以很難治療。可是，據説有强烈老化要素的頭頂部的脱毛症，就能期待利用方法而產生生髮效果（圖6－1）。

圖6－1

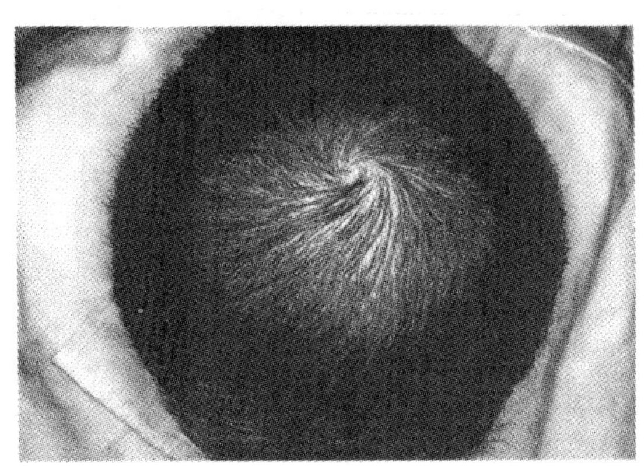

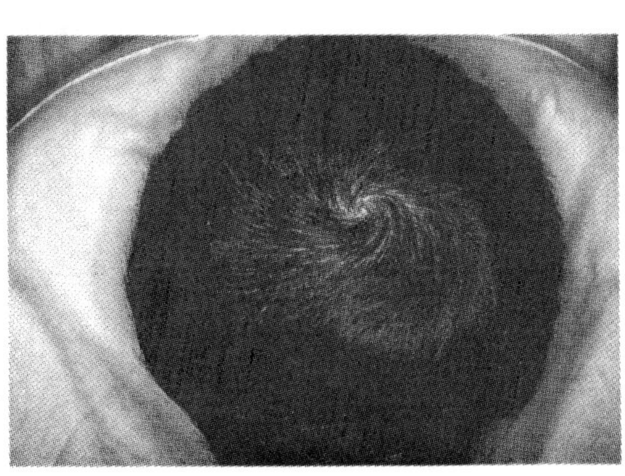

女性的瀰漫性脱毛症並未受男性荷爾蒙的影響，而是屬於以老化要素較强的以頭頂中心爲主的脱毛，所以比起男性而言，在治療上較容易產生反應（圖6—2）。根據資料顯示，高齡者的有效率比年輕者更高。

圖6－2

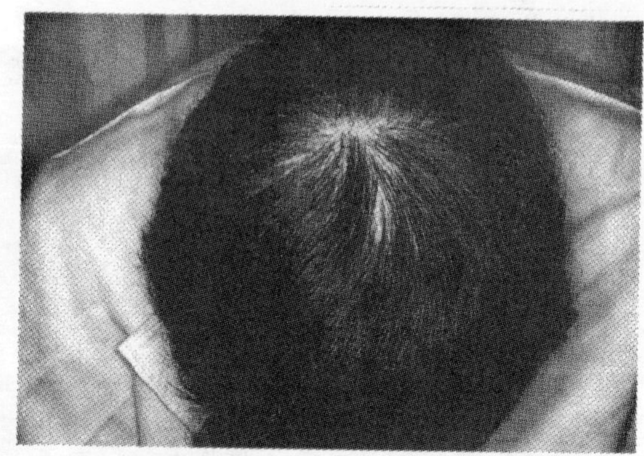

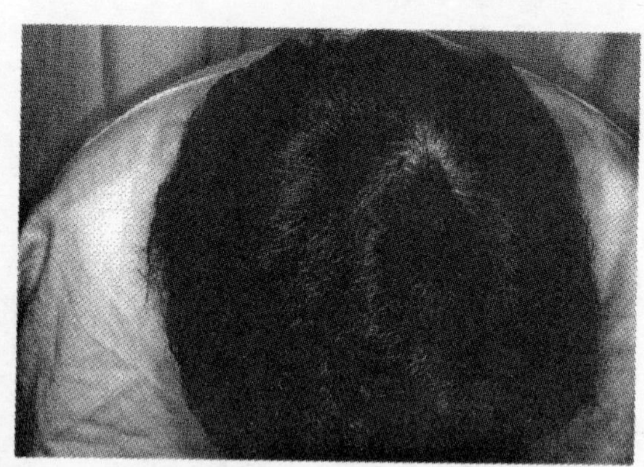

各位，不要一開始就放棄，一定要接受皮膚科專門醫師診治，最後一次會讓你開懷大笑的……。

第二章　長毛的構造

皮膚的構造

肌膚乾燥、斑點、曬傷等皮膚的煩惱，相信女性非常在意。皮膚的表面可分爲表皮、真皮、皮下組織三大部分。

表皮

表皮是指覆蓋在皮膚表面，最接近皮膚層，厚度約一㎜弱的皮層。擦傷等就是表皮剝落的狀態，會有刺痛感；而最深的製造表皮的基底細胞與製造皮膚顏色（黑色素）的黑素細胞並排在一起。

基底細胞充滿著角蛋白，這種蛋白質不

圖1　皮膚的剖面圖

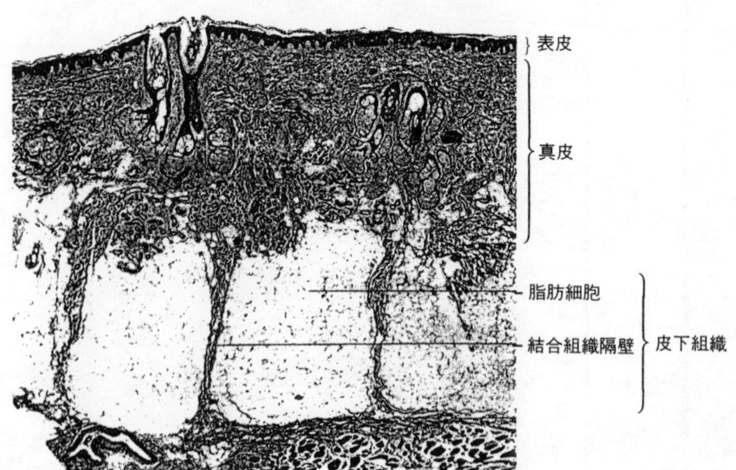

斷地上升，大約二十八天後會成爲污垢而從表面脫落。也就是說，表皮約以一個月的週期重複新陳代謝。

這個角蛋白爲PH值五·六～六·二的弱酸性物質，保護皮膚，避免外敵入侵。此外，吸水性强，能防止表皮乾燥。像異位性皮膚炎等表皮功能不良時，會引起細菌感染，而形成乾燥的皮膚。

真皮

在表皮下的真皮厚約一·〇～五·〇㎜左右。主要成分是由皮膚纖維給予皮膚彈力。皮膚纖維中含有血管、神經（掌管皮膚的感覺）、汗腺（出汗）等重要器官。

圖2　表皮的剖面圖

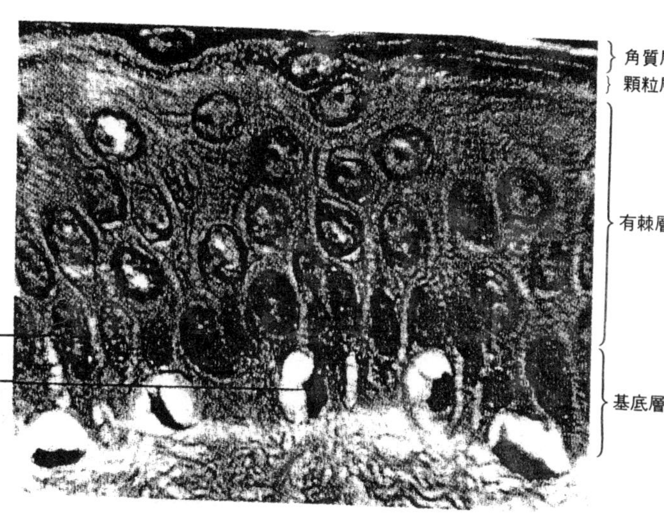

皮下脂肪組織

是脂肪細胞的集合體。作用是保溫、緩衝、保存養分。脂肪量依年齡、性別、健康狀態而異。

毛組織的構造

「毛較稀薄」、「毛較濃」等，關於毛的煩惱訴說不盡。同時「頭皮油膩膩的」、「狐臭嚴重」等「長毛部分的麻煩經常可見。這些麻煩的確與毛有關嗎？

事實上，毛本身並不是獨立存在的，毛（毛根及周圍的毛包）、皮脂腺和頂泌腺是共存的，聚集起來成爲毛包脂腺系統。這個毛包脂腺系統的毛一旦無用時就會造成掉毛現象。皮脂腺或頂泌腺功能過度時會造成油性肌或狐臭，因此具有密切的關係。

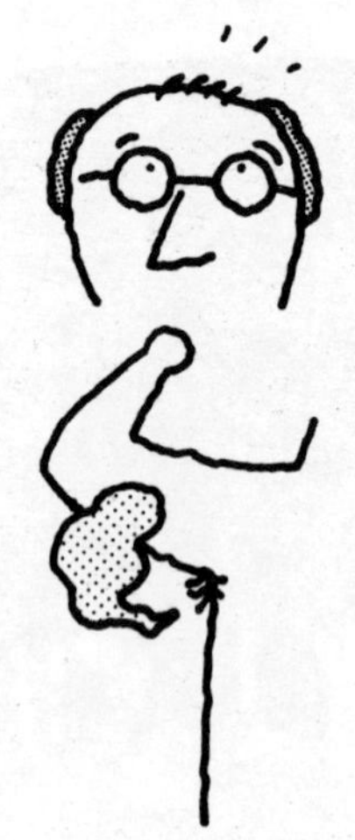

毛包（圖3、4）

毛皮膚中的部分稱爲毛根，而在其下端形成膨脹的毛球。這個毛球部好像放在毛乳頭上似地，有毛母細胞及黑素細胞存在。毛母細胞產生毛，黑素細胞則製造毛的顏色（黑色）。

毛包包住毛，其下方附著起毛肌。這個起毛肌會因寒冷或恐懼等而使交感神經受到刺激收縮、毛倒立，而形成「雞皮疙瘩」現象。

毛依大小而分爲較粗的硬毛與較細的軟毛（胎毛）。此外，依黑色的黑色素含量而分爲黑髮、金髮、白髮等。毛富於彈力、具有極强的牽引力，對於化學藥品的抵抗力較

圖3　毛組織的剖面圖

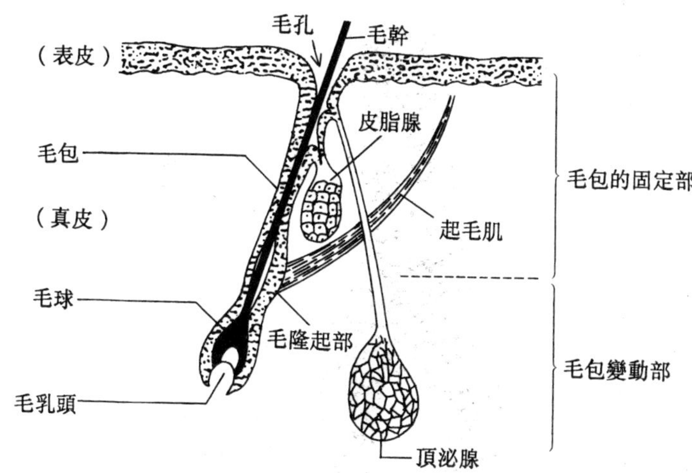

强，但不耐熱，也很難抵抗還原劑、使角質變質。外在的刺激也會使毛變性，因此，頭髮能燙成希望的形狀（燙直或捲……）。

皮脂腺

皮脂腺是分泌皮膚油脂的管子，開口朝向毛細孔。其大小通常與毛的大小成反比。例如，少年禿的小毛有較大的皮脂腺、分泌大量的皮脂。

汗腺

汗腺是排出汗的管子，分爲二種。

頂泌汗腺朝腋下，乳暈部、外陰的毛細孔開口，到了青春期後，形成性刺激而分泌汗。例如在廣闊的山中，必須靠汗才能使公狼和母狼知道對方的存在，但是人類的汗卻會

圖4

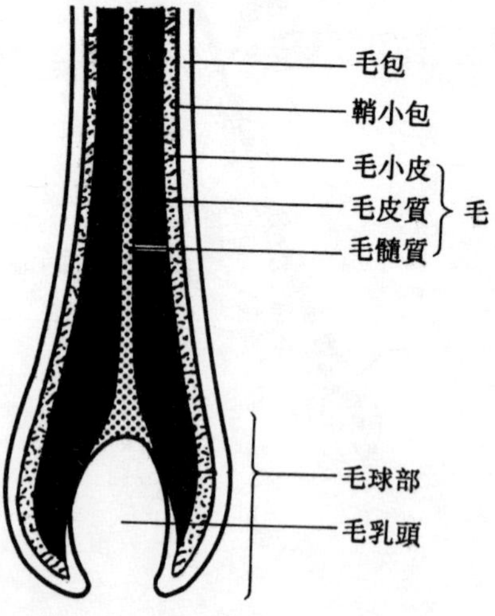

毛包
鞘小包
毛小皮
毛皮質
毛髓質
毛
毛球部
毛乳頭

成爲體臭（孤臭）而不受歡迎。

小汗腺與毛無關，朝皮膚開口，防止因發汗而導致體溫上升。此外，大家也知道冷汗或油汗等會因精神緊張而出現。

毛的種類

大人的毛分爲硬毛與軟毛。硬毛有以下的分類：

〈依毛的長度分類〉

長毛　約１㎝以上，包括頭毛、鬍髭、腋毛、陰毛等。

短毛　約１㎝以下，包括眉毛、睫毛、鼻毛等。

〈依形狀分類〉

直毛　主要是黃種人的毛。

波狀毛　主要是白種人的毛。

捲毛　主要是黑種人的毛。

圖5　人類頭髮的形狀

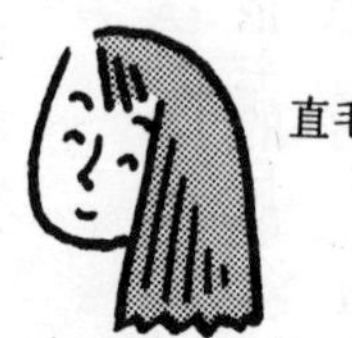
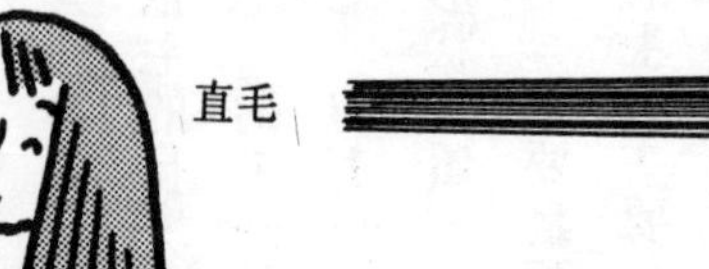

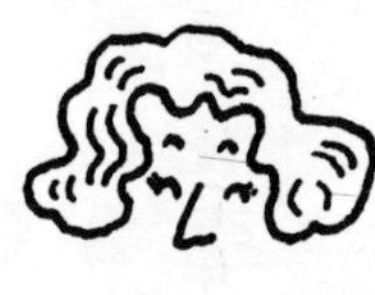
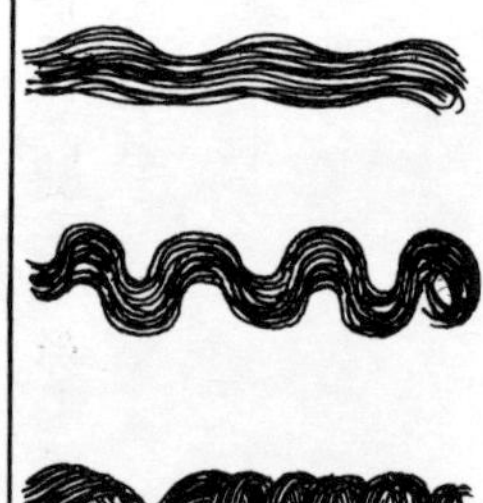

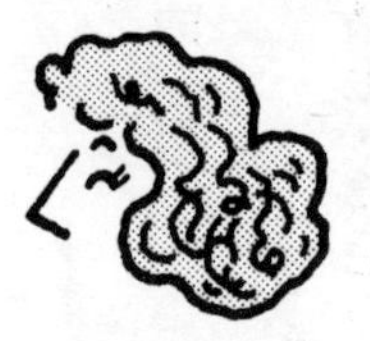
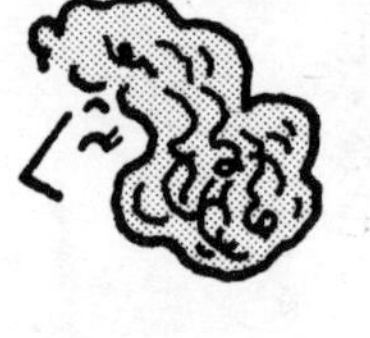

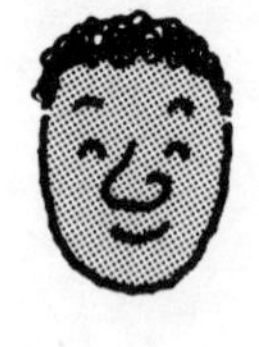
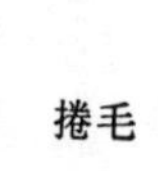
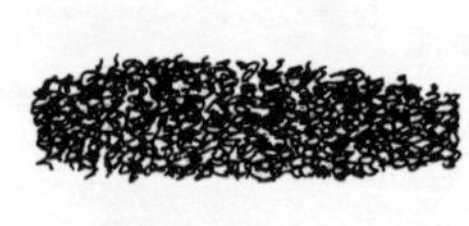

亞洲人的毛大多爲直毛。這是因爲毛包與皮膚垂直所致。但非洲人的毛卻是捲毛，因爲他們的毛包與皮膚呈孤狀彎曲，不是直的。此外，毛的生長速度是，中心部與邊緣部不同，因此，他們的毛呈螺旋狀。由此可知，因人種不同，毛的顏色和形狀有很大的差異。但在不同種族間，並沒有毛的成分（角蛋白等）不同的說法。

毛的成長與毛週期

毛有成長期、退化期、休止期等週期，斷斷續續地成長。

由毛乳頭供給營養，毛母細胞開始旺盛地分裂，毛不斷成長的時期稱爲成長期。這個時期毛包增長，像頭髮等大成長期，毛包貫穿真皮，甚至伸長至脂肪組織。也許有人會認爲處理有如雜毛般的鬍鬚，只要拔掉就好了；但是要拔掉成長期的毛需要七十～八十g的力量。依年齡、性別、部位而異。毛一天的成長大致爲〇・四㎜。此外，毛的成長期間因部位而異。頭髮爲二～六年、陰毛

圖6　毛的成長與毛週期

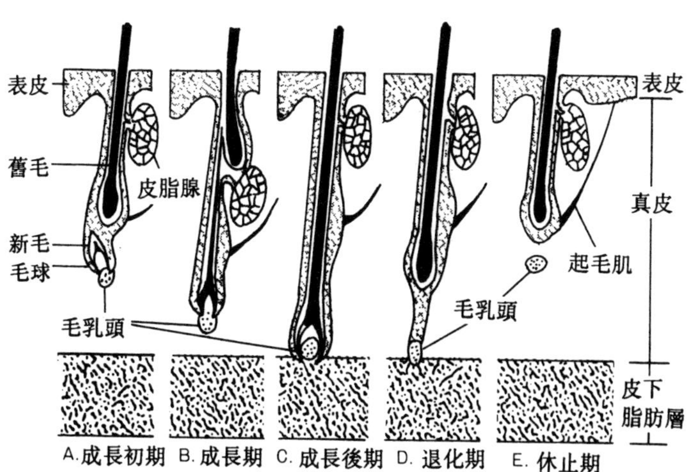

爲一～二年、小腿毛約五個月、前臂毛約三個月。日本人中最長頭髮的紀錄是二百一十五公分。以一天長〇·四㎜計算，持續長了十五年。毛的成長速度和成長期的長度具有很大的個別差異。

依毛的不同，有時成長期會增長，像有些人的眉毛以長而聞名。當然不是出生後就這麼長，而是經年累月不斷地延伸成長期，且眉毛沒有掉落所造成的結果。

成長期後，毛進入退化期。退化期約二～三週，到起毛肌附著部爲止，毛根會短縮、上升，然後進入休止期。休止期毛包爲成長期毛包的二分之一長度。休止期的期間不論任何部位，大約都是三個月。休止期的短毛下端變圓，拉扯時只要用二十g以下的力量就能輕易拔掉（圖7）。

圖7　休止期毛的下端

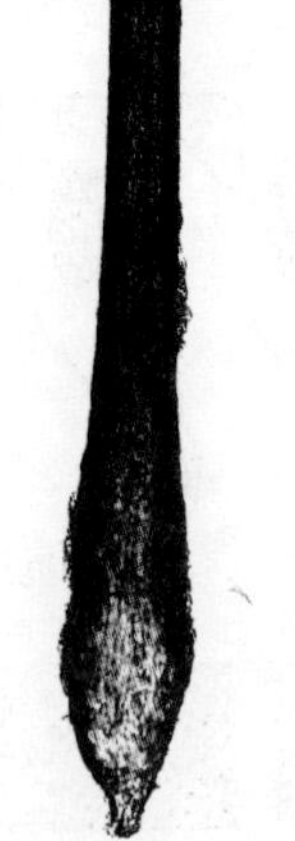

掉毛的構造

根據先前所叙述的，毛因毛週期而成長、脱落，進入休止期的毛會自然掉落。擁有正常毛週期的頭皮保持成長期毛與休止期毛的比例穩定的結果，頭髮總數維持一定。每天有一百根毛進入休止期而掉落，而同樣根數的毛從休止期到成長期會重新更新。

相反地，各種脱毛症則是因各種原因而成長期縮短、休止期增長，漸漸休止期毛的比例增多，如此一來，掉落的毛比重新長出來的毛多而使毛數減少。

同時，重新長出來的胎毛在成長大毛之前就會掉落，因此毛的尺寸也會縮小。這種情形反覆出現就會變成脱毛症。

阻礙長毛的因素

人類的毛在生長條件不良時，毛母細胞無法充分生成毛，結果進入休止期。像這種重要的成長期毛變換為休止期毛的要因阻礙了長毛。主要原因是男性脫毛症的荷爾蒙（青春期後，睪丸分泌的荷爾蒙進入血液中，到達毛球部附著於此時，便毛無法成長），或是女性瀰漫性脫毛症中的減肥（不只身體連毛都變得苗條了），或是過度護髮、老人掉毛的老化（因為動脈硬化等導致血液循環不良，使毛營養不良而枯萎）等，都是主要原因。

此外，腎臟病、肝臟病造成全身狀態的惡化（體調不良時頭髮較弱），或是抗癌劑等藥劑（很遺憾的是不只癌細胞，連毛細胞都被擊潰了）也會阻礙長毛，引起掉毛。

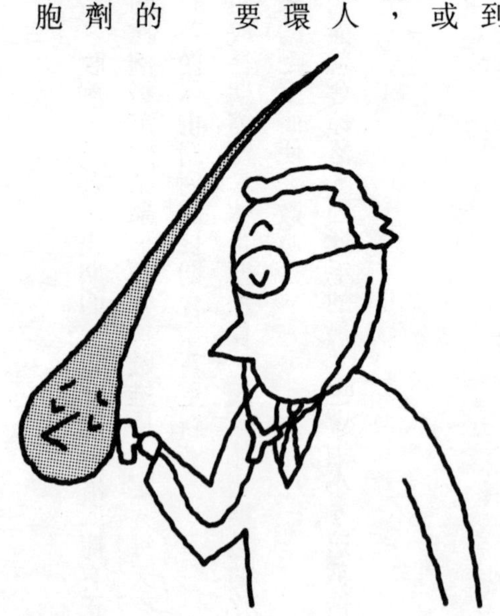

荷爾蒙與毛的關係

在人體不同部位的毛包對於各種荷爾蒙會產生不同的反應。例如鬍鬚、鬍髭、胸毛等會因男性荷爾蒙（雄激素）而促進成長，這個荷爾蒙在青春期後由睪丸旺盛分泌而使這些毛變濃。而大人的鬍髭比小孩濃是理所當然的事情。

相反地，像眉毛或睫毛等的成長不受男性荷爾蒙的影響。此外，頭毛的一部分，也就是前頭部的毛反而會因男性荷爾蒙而阻礙其成長，到青春期後逐漸變得稀疏，這個現象具有遺傳性，因此，前頭部的毛會在難以

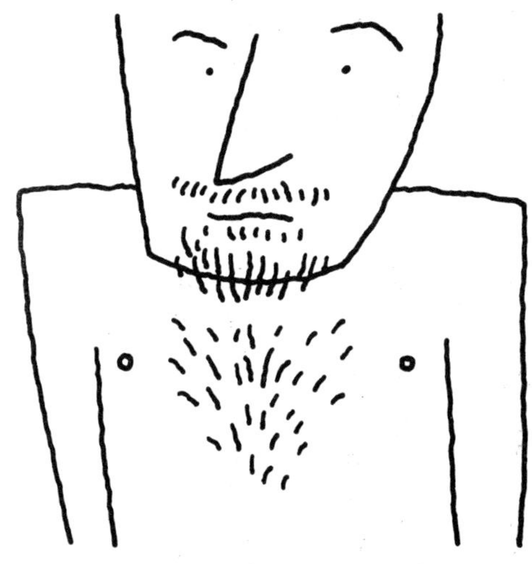

阻擋男性荷爾蒙體質的男性身上，發生男性型脫毛症的現象。

遺傳

「我老爹的頭髮稀疏，那我會不會變成禿頭呀？」也許你會這麼煩惱。「不，不會這樣子！」雖然想安慰你，可是我不能這麼說。雖然很多脫毛症並不是遺傳所造成的，但是像男性型脫毛症，的確是具有遺傳傾向的脫毛症。

遺傳就是指前頭部的毛很難阻擋男性荷爾蒙的「毛體質」，男性荷爾蒙的血中濃度，正常人是相同的。但是難抵擋男性荷爾蒙的體質在這種男性身上造成男性型脫毛症狀優勢，而在女性身上則會造成劣性遺傳。

也就是說，具有脫毛遺傳因子的男性（男性帶因者）到了一定年齡時就會發症而形成男性型脫毛症，女性帶因者因爲具有男性型脫毛症的遺傳因子，因此，血液中的男性荷爾濃度較低，因此通常不會發病（脫毛）。

但是，例如副腎腫瘤（在腎臟上方的副腎的腫瘤，與睪丸同樣會產生男性荷爾蒙）等

圖8　男性型脫毛症的遺傳型式

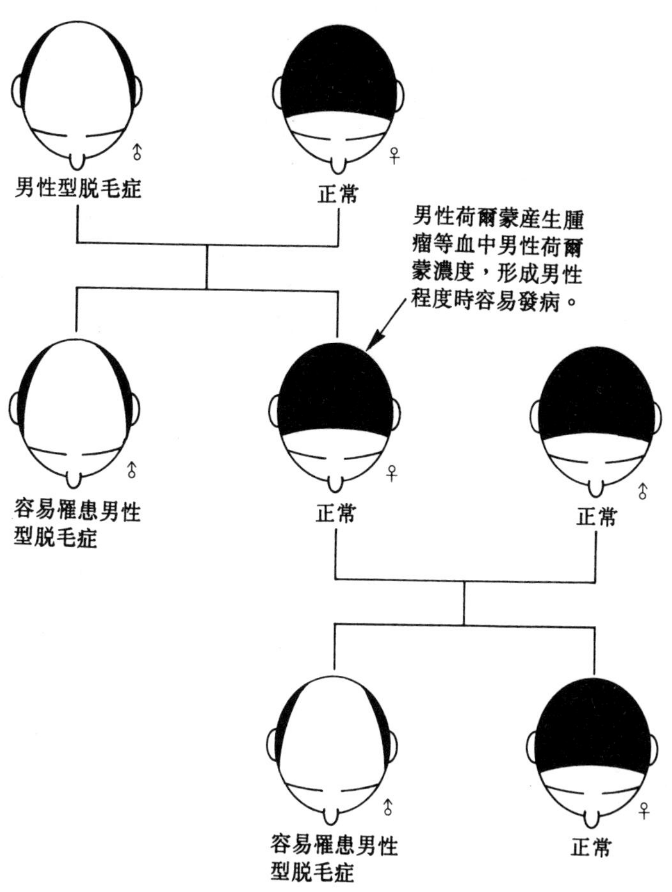

所導致的男性荷爾蒙濃度上升時，和男性同樣會引起脫毛症。此外，正常女性帶因者即使不發病，也會將脫毛的遺傳因子遺傳給子孫，因此，她的兒子容易禿頭。但是男性型脫毛症的遺傳型式非常複雜，爲多因子性，所以原因不明。

有的人雖然前頭部稀疏，但是家人中並沒有少年禿的遺傳因子，放任不管，二十多歲時卻變成大光頭。家族系統中有男性型脫毛症的人較容易發症（圖8）。

形成白髮的理由（老化、少年白、壓力、內臟疾病）

中年以上的女性相信都有白髮的經驗。關於毛本身的研究本來就很少，有關白髮的研究更少。這是因爲受白髮問題影響而真正感到煩惱的人較少，與掉毛相比，高齡者較易發症，因此很多人會毫無抵抗地接受這個疾病，如果同時罹患白髮和脫毛症這兩種疾病，首先會想治好脫毛症。因此，染髮的行爲不像戴假髮一樣會造成精神壓力，因爲染的頭髮不會像假髮一樣被風吹走……。

毛的顏色是由毛球部的黑素細胞所製造的，因爲老化而使黑素細胞數目減少，黑色素生產力減退而形成白髮。通常是在頭髮中攙雜白髮，到六十歲時，大部分的人都會出現一些白髮。此外，據說白髮會遺傳，家族中容易罹患白髮的人，約在二十歲時就會發病，即所謂少年白。像這種說法除了遺傳外，壓力造成毛包的血液循環不全或貧血、甲狀腺機能亢進症等全身疾病也會伴隨白髮的症狀出現。

皮膚也會形成部分變白的老人性白斑。被視爲「與白髮同樣的現象」，這個白斑不會擴大於全身（圖9）。皮膚與毛包不同，經常暴露在日光的紫外線中，因此黑色素會受到刺激而大量形成。

最近，年輕人白髮並不少。到目前爲止並沒有治療法，因此，要預防白髮，就必須預防黑素細胞老化，因此要攝取維他命C、E或是谷脱甘肽等，但是效果並不明顯。

圖9　老人性白斑

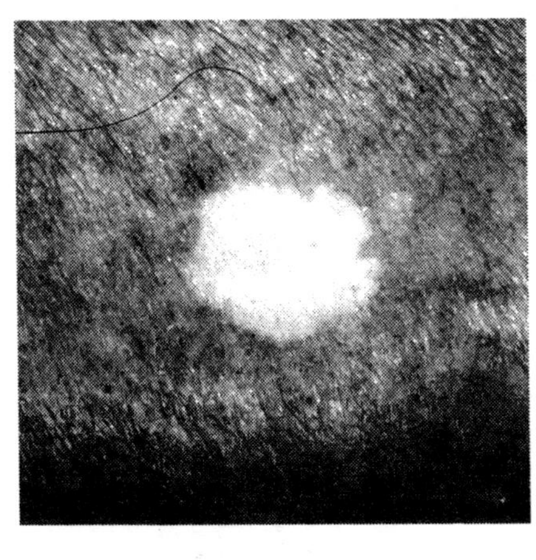

毛的基本故事

毛只有哺乳類才擁有，毛的主要機能是保持體溫的穩定。與皮下脂肪具有同樣的作用。居住在寒冷地帶的哺乳類的體溫調節中，具有最重要作用的就是毛。毛（皮）所形成的體溫調節機能與毛的長度有密切的關係。沒有豐富毛（皮）的動物在冬天必須要冬眠。依季節不同要適應溫度差。

大部分動物冬、夏都會由不同的毛皮所覆蓋。毛皮的型態學的不同，是由毛週期各時期的時間長短變化及毛生長的變化所造成的。

人類的皮膚看起來是赤裸的，但人類的身體是由肉眼幾乎看不到的小毛所覆蓋。這個柔軟、細小、只有一點點色素的毛，不論是小孩或大人都有，稱為軟毛。

此外，胎生期出現的羊毛狀的毛則稱為胎毛。

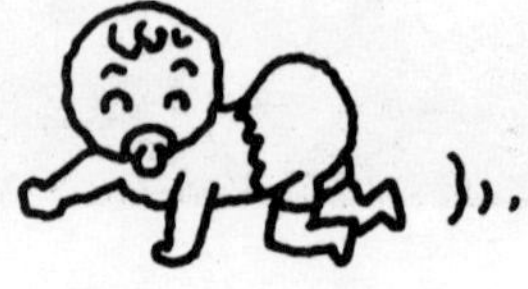

失去有效果的外衣毛皮的原因，根據達爾文進化論的說法是，進化遺傳因子的突變所造成的。例如推論為人類發生地的非洲，為了適應強烈暑熱，因此非洲人的體毛減少，而人類為了要移動到更涼爽的地方，因此會披上動物的毛皮。

由此可知，毛已經失去了「人類維持生存必須的機能」，只有保護局部（防止灰塵等外敵侵入身體）或裝飾（頭髮、陰毛等）的重要作用。毛很容易受到輕視，但是身體沒有毛的人（罹患圓形脫毛症的重症的情形）實在是非常悲慘，由此可知毛作用非常重大。

毛包的基本故事

性別和種族之間毛量差距的確存在，而且軟毛數成正比。但與性別、種族無關的毛包的總數卻是相同的。例如，高加索人是屬於毛色最深的種族，擁有最多的軟毛，而亞洲人的毛最少，非洲人則介於兩者之間。據說是因為人類最初是誕生於非洲大陸，經過長久的歲月再慢慢地移動，因此造成亞洲人與高加索人兩種的變化。

軟毛和硬毛的分布在一生中因時期而異。也就是說，一個毛包在各種不同的時期會製造出不同型的毛。待在母親肚子裡的時候，下顎、恥背部、腋窩的毛包會長出羊毛狀的胎毛，但是出生後不久，在同樣的場所、同樣的毛包會產生纖細的軟毛，到青春期後軟毛變成硬毛，出現堅固的毛。隨著年齡的增長，這些毛包大多會成為軟毛狀

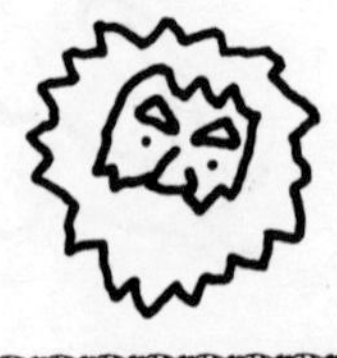

態，只有恥背部、腋窩還殘留一點點。生產硬毛的毛包退縮為軟毛毛包，就會出現男性型脫毛症。

其他狀態則是在一些多毛症中會有軟毛變成硬毛的情形。

與毛包密度個人差無關的，就是依部位不同，毛包的密度就不同。出生後沒有形成新的毛包，而且因為部位不同，毛的成長速度不同，結果毛包就會不平均分布。

毛週期的退縮期以解剖學的觀點來看，下一個毛包的成立會因部位而異，頭在整個身體中屬於毛密度最高（一平方公分為七百～八百）的部位；腹部則是最少（一平方公分中有五十）的部位。

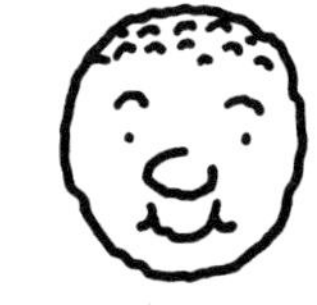

第三章　掉毛的種類與治療法

關於禿頭的醫療現場現狀

我們所說的脫毛症事實上有很多種。何種類型應進行何種治療？稍後會敘述。總之，擁有「有效治療和藥物就能得到某種程度的改善」，但是也有「完全相反的情形」。

脫毛症中最大衆化的就是少年禿，也就是男性型脫毛症或女性瀰漫型脫毛症。但是少年禿的人並不到醫院接受診治，在高知紅十字醫院皮膚科於西元一九九〇年成立專門治療脫毛症的「脫毛症門診」之前，没有人接受少年禿的診治。理由很多，其中之一就是有「少年禿治不好」的想法，以及「反正到醫院也治不好」，或者是「到醫院去也没有人理我」，由於放棄心理及對於醫院的失望感等所造成的。

普通疾病患者到醫院去，能夠得到符合健康保險的藥，但少年禿則只能使用夫洛金液（微血管擴張劑）。同樣脫毛症，像圓形脫毛症（並没有特別有效的藥劑……），當患者察覺「自己罹患圓形脫毛症」時，就可能到醫院治療。

最近也發表了一些對少年禿有效的藥劑，我認爲這是非常好的想法。

由於治療藥只有一種，而且只能進行適合健康保險的局部處置（例如紅外線照射）等，醫院無法對患者進行充分的處理，結果是到醫院診察少年禿的患者不滿意，就不會再接受診察了。

我在德島大學皮膚科時，曾診治過一名男性型脫毛症患者。但是……。起先被實習的學生一直問到「爲什麼要接受脫毛症診治呢？」後來醫局的研修醫師則說「的確頭髮稀疏了」而只是拍照……。這種處理方式實在無效，而教授最後做出的診斷，則是「這的確是少年禿」。

結果，交付給他的，就是夫洛金液。而他說：「這以前就曾借朋友的來用過啦！」這時醫生就說：「那麼……。」

建議患者的用品，竟然是他以前使用過的生髮液。這位患者當然不可能再來接受診治了。

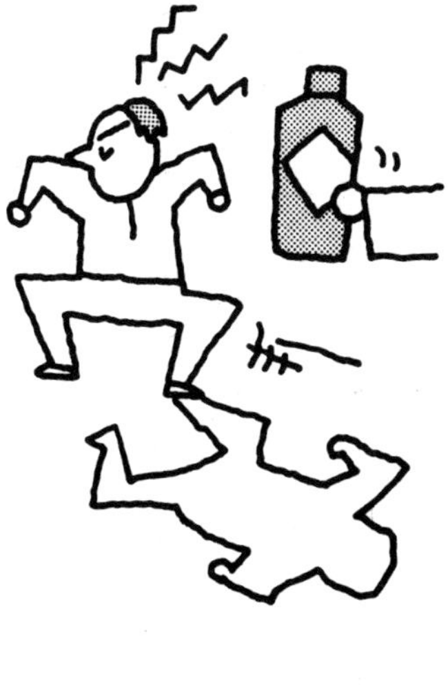

脱毛症（尤其是少年禿）的健康保險制度

在各種脱毛症中，最令人感到煩惱的，就是男性型脱毛症，也就是所謂的少年禿。醫學界認爲這是遺傳或年齡的緣故而輕忽處理，結果這種疾病的治療便被冰凍一隅，而造成乏人問津。但是因脱毛症而煩惱的人，應該比因爲感冒而到醫院就診三分鐘，即拿回藥物的患者數更多吧！可見得這個煩惱愈來愈嚴重了。現在，我們就將焦點集中在男性型脱毛症（少年禿）上而加以討論。

「日本健康保險制度完善，在這個制度下，國民能夠安心地接受醫療。」相信大家常聽到這個説法。但這個制度的結構，還是趕不上現代社會的情勢。

相信很多人都知道，少年禿並不是健康保險的對象疾病。自先前開始，只使用夫洛金液這種處方，但是同樣屬於老化的現象之一的腰痛，卻是健康保險的對象，而醫生也會加以治療給予病名。

爲什麼會有這種情形呢？因爲少年禿的痛苦似乎比腰痛更小吧！但是我認爲這個個人

的煩惱並非小煩惱。實際上，的確有很多人因爲禿頭而感煩惱。

禿頭並未伴隨實際的疼痛，因此不適用於健康保險的範圍。難道在建立健康保險的制度時，醫生已經忘了將它納入疾病的範圍嗎…？不只是禿頭，健康保險制度中仍有其他矛盾。如下圖所示，只是一線之隔，就分出是否屬於健康保險的範圍了。

在維持制度上，這是無可奈何之事，但是當初建立健康保險制度時，可能沒有人將禿頭視爲疾病吧！也許當時根本沒有悠閒的心情來煩惱禿頭的問題。但是隨著經濟的成長，衣、食、住、行得到滿足之後，反映時代的新疾病、心病逐漸出現，像掉毛、禿頭

圖1　各種疾病與健康保險制度

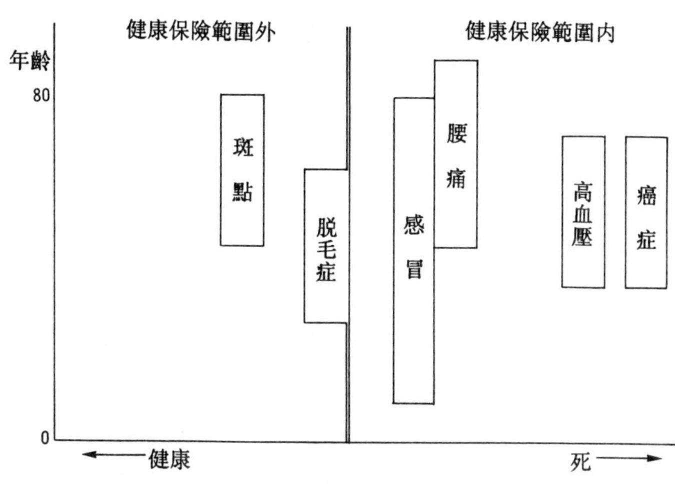

就是其一。任何人都希望活得更年輕、更健康。即將迎向老人社會的國內，這個交界線似過於偏右，相信大家都已覺悟到，要付雙倍保險費的時代爲時不遠了。

我認爲處理這類問題的政府官員，必須要注意社會情勢的變化，以及疾病種類的變化。對於健康保險制度本身應該要加以改革。但在目前的制度中，禿頭仍在交界線的左邊，這也是醫生較不關心禿頭問題的原因。

迎向二十一世紀是醫生過剩的時代。今後的醫生不能安穩地待在健康保險的制度中，一定要跨越制度的範圍，爲全民的健康不斷地努力。醫生並不是爲了支持健康保險制度而存在，應該是爲了解決患者的煩惱而存在的。

症狀與治療法

通常到皮膚科診療經常看到脫毛症的各種症狀、病因、治療法如下。

●男性型脫毛症

〈**症狀**〉

青春期以後，出現在前頭部、頭頂部男性較多的脫毛症狀，以某種固定的形態進行（圖2）。最後除了側頭部、後頭部以外，都會成爲光滑的禿頭狀態。像日本男性有三〇%，全國約有五百～一千萬人希望接受禿頭的治療。白人最常見，黑人與日本人的比率相同。除了人類外，紅臉猴也有這種症狀，所以不是人類特有的疾病。

〈**病因**〉

病因不明，有以下的說法。

1. 遺傳

如第二章所述，雖然具有遺傳傾向，但

圖2　男性型脫毛症的分類

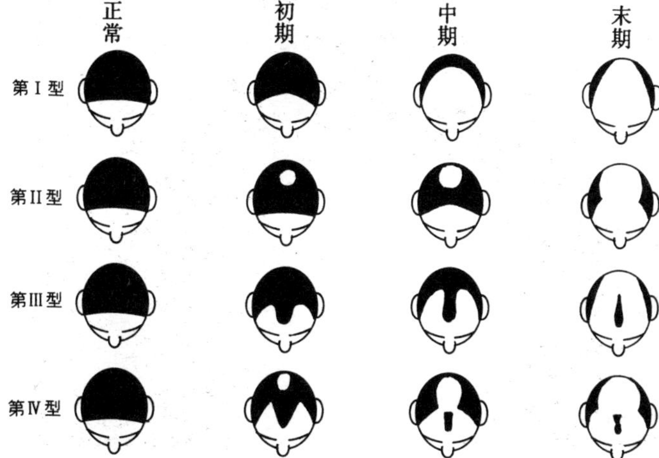

爲不規則遺傳。此外，也還沒有發現遺傳因子。

女性血液中的男性荷爾蒙濃度較低，因此，即使有脱毛症的因子也不容易發病。但是隨著年齡增長，這類女性的女性荷爾蒙降低後，相對地男性荷爾蒙佔優勢時（稱爲女性的中性化）就會出現症狀。稱爲未亡人的角額（圖３），與男性相同，前頭部的髮際會後退。

2. 頭皮緊張（頭的皮膚沒有鬆弛性）

人類皮膚隨著年齡的增長會缺乏彈性。在皮膚的真皮中具有如橡皮作用的「彈力纖維」變性而造成這種現象，頭皮也不例外。

圖3

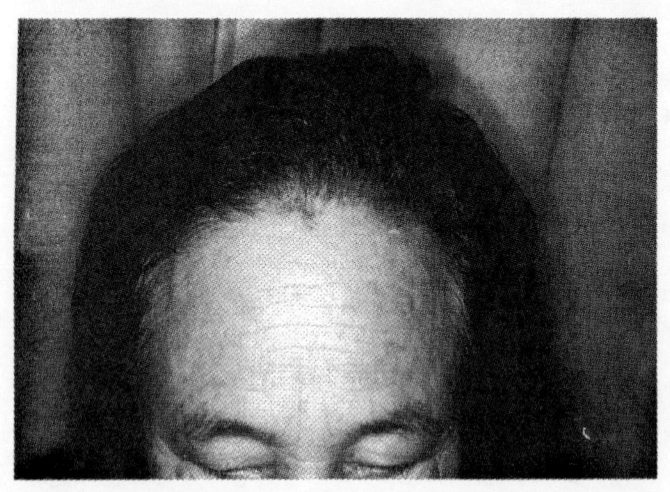

此外，也因爲人站立走路，因爲重力關係頭皮往下拉扯，也會成爲頭皮緊張的原因。而僵硬的頭皮血液循環不良，毛包也會造成營養失調。

就好像菜圃的土太硬時，蘿蔔很難生成一樣。但是，即使是末期脫毛症，也有的人頭皮柔軟，因此，這個說法也只不過是一種推測。

3. 老　化

老人頭髮稀疏是經常看到的現象，這是因爲細胞本身老化，以及動脈硬化所造成的毛包細胞破壞，縮小、消滅所致。這種老人性的掉毛，會使整個頭髮變得稀疏，因此與一定的型態進行男性型脫毛症不同，但是事實上兩者很難區分。男性型脫毛症出現的程度會因年齡增長而增大，因此兩者也可解釋爲同一線上的現象。

以上都是教科書所述的關於男性脫毛的原因。但是在脫毛症門診實際診察患者時，發現除了以上原因之外，還有許多其他要因，都是促進或使脫毛症惡化的因子。

4. 壓　力

長期診斷男性型脱毛症，發現此症並非以一定的速度進行。到某一時期可能會突然急速進行，其原因不明，但大多是工作太忙碌或是睡眠不足，或是有心事，精神、肉體壓力出現的時期會造成這種現象。

舉個例子，某位三十幾歲的患者雖然外用生髮劑，可是頭髮卻愈來愈稀疏。而異常的體調、最近父親身亡，身心都受到打擊。當然因爲壓力的原因或與生髮劑不合也有可能。總之，原因不明，但後來症狀卻逐漸減輕，我想，原因應該和父親已過世一段時間有關。

5.**暑　熱**

夏季結束後，掉毛的症狀會加速進行。除了夏季染上全身衰弱的現象外，因爲陽光而使頭皮的溫度上升也會造成影響。經常有

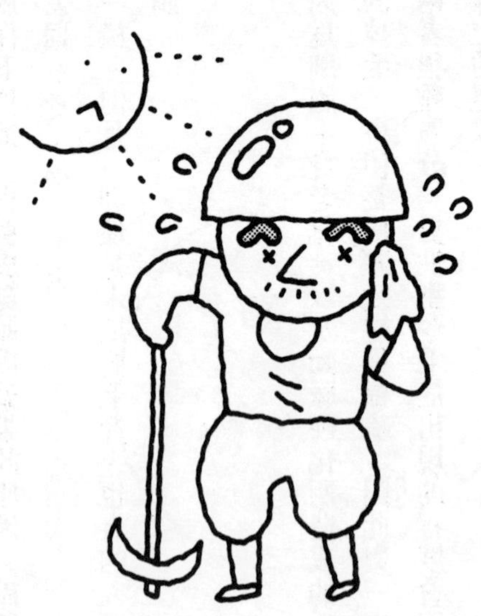

人說，對抗癌症的溫熱療法的患部溫度上升至四十度，可抑制癌細胞的分裂和增殖，但製造毛的毛包細胞與癌細胞同樣以極快的循環週期分裂、增殖，因爲高溫而受到很大的損傷。像夏季在户外勞動且經常戴著頭盔的人，就必須注意高溫的問題。

6. 不適當地護髮

雖然不像女性那麼勤勞，但是過度洗髮、燙髮、吹熱風也會造成惡化因子。此外，年輕人使用過多慕絲和整髮劑，對頭皮也不好。

〈**治療**〉

男性型脫毛症對於美容上而言會造成重大問題。因此在紀元前四世紀就已經利用各種方法（羊糞、燒過的青蛙等）嘗試治療。

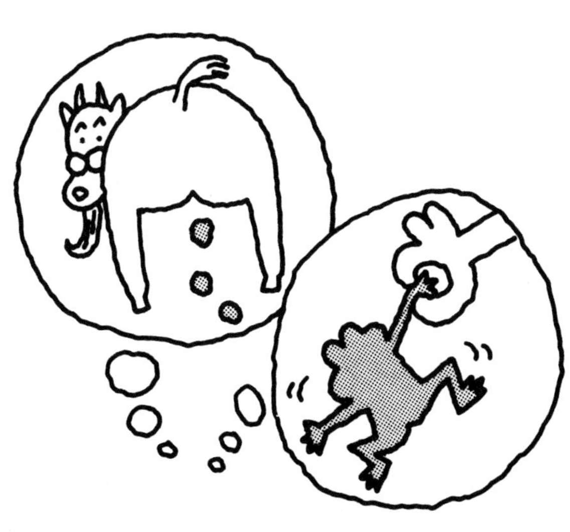

遺憾的是，經過二千多年到了現代，並沒有產生具有巨大效果的方法。在第五章會爲各位敘述目前已經出現的對頭頂部脫毛非常有效的藥劑。將以往所使用的生髮劑，以及利用器具的治療法分別敘述如下：

1. 生髮劑

①荷爾蒙劑

男性型脫毛症的原因是因爲男性荷爾蒙（雄激素）附著於毛球部的毛乳頭，結果造成毛營養失調而變細、脫落。因此開發了能夠抑制男性荷爾蒙作用，使男性荷爾蒙很難附著於毛乳頭的藥劑，包括女性荷爾蒙（雌激素、雌甾二醇、孕酮等）以及抗男性荷爾蒙。但是這些生髮效果較弱，有時會出現全身的副作用（女性化乳房等），因此不常使用。

紀元前中國的秦始皇時代，當時在後宮服侍的男性稱爲宦官，必須要去除睪丸，也就是說，血液中的荷爾蒙濃度與女性相同。根據當時的記錄「禿頭前去勢的人不會禿頭，但禿頭後去勢的能停止掉毛的現象，但不會長出新毛來」。也就是說，即使能夠抑制男性荷爾蒙作用的預防掉毛效果，卻不可能長出新毛。

現在，前列腺癌患者手術後，爲了防止癌再發而利用內服藥進行抗男性荷爾蒙療法。當男性荷爾蒙減少時，前列腺萎縮，同部的癌會失去力量。也就是說，內服這個藥劑就好像去勢一樣，可使血液中的男性荷爾蒙濃度降低。拍攝此類患者內服藥物的頭部照片時，經由觀察，發現並沒有新生毛，只具有延遲掉毛進行的效果。

②血管擴張劑

製造毛的毛母細胞以驚人的速率反覆進行細胞分裂（約三十八小時進行一次），其營養源則是需要足量的血液，因此，稍微的頭皮壓迫或血液循環不良都會引起脫毛症。例如，四～五小時的手術，仰躺就會造成後頭部脫毛（圖4）。爲使頭皮有足夠的血液循環，而嘗試使用各種血管擴張劑，目前也使用一些適用於健康保險範圍的生髮劑。在皮膚科學會及皮膚科的醫學雜誌上，並沒有報告顯示這些藥劑能夠促進長毛。此外，我也沒有診察過這類患者，因此，此類藥劑應該只是具有防止掉毛的效果。

在血管擴張劑中，最近成爲話題的就是米諾奇西吉爾。這是在美國當成降壓劑（擴張末梢血管，使血壓下降的藥劑）所使用的藥物，副作用是頭髮會變濃。根據實驗發現，培養的毛母細胞活化，因此備受矚目。是否可當成生髮劑使用呢？在日本也進行大型的臨床實驗，結果在醫學雜誌中報告。這是以頭頂部脫毛症的二百名患者為對象而進行的實驗，經由脫毛部效果判定的攝影造片，發現效果不大，並不是夢幻的生髮劑。

③營養劑

男性荷爾蒙或老化、血液循環不全等導致毛母細胞營養失調、毛掉落就成為男性型脫毛症。但是前項已談及，即使促進毛母的血液循環，也不見生髮效果。因此，認為不需藉著血液循環而直接外用藥劑，由頭皮將氧分供給毛球部的就是這種營養劑。

圖4

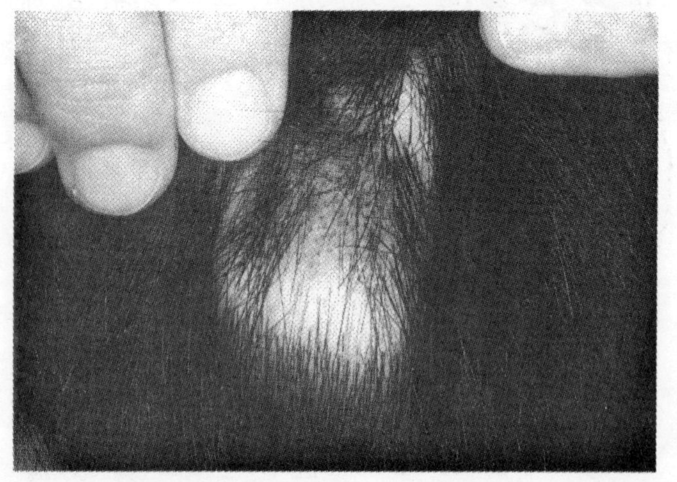

像葡萄糖和果糖等糖類，成爲蛋白質根源的各種氨基酸（亮氨酸、蛋氨酸等），成爲脂質之源的脂肪酸（十五烷酸甘油酯等）。此外，像後述的桑白皮萃取劑或玫瑰花萃取劑等植物萃取劑也納入其中。

植物萃取劑爲數十種成分的混合物。藉著複合作用相輔相成的作用而發揮效果。這個效果非常溫和，各成分的濃度較低，因此幾乎没有副作用。

與荷爾蒙劑或血管擴張劑比較，這些營養劑可以成爲今後治療的中心，但同時還是有很多必須要解決的問題。其中之一就是經皮吸收的問題。人的皮膚具有保護内部的作用，拒絕細菌或病毒等外來物質，也就是說，由角質所覆蓋的人類皮膚不會輕易讓藥劑等外來物質通過。爲使經皮吸收度良好，藥劑到達深部，因此外用劑的濃度要加深，主要成分利用脂質膜包住，經由各種嘗試的結果，但尚未得到充分滿意的結果。

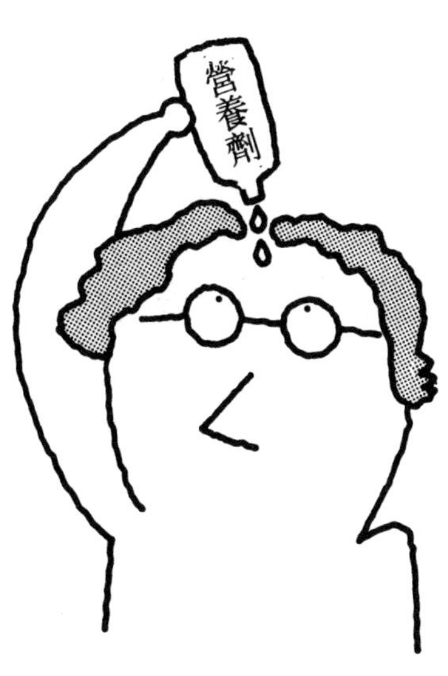

另外一點就是，即使經皮吸收，毛組織也很難將其當成熱量源而加以使用。成爲人類營養源代表的葡萄糖，即使投與男性型脱毛症的患者，結果由於磷酸果糖激酶等解糖系主要酵素的活性減退，因此，即使特意投與的葡萄糖，毛母細胞也無法充分利用。

留意到這些，補給既能經皮吸收，又能使孱弱的細胞利用的養分，則這個營養劑的確是值得期待的。

④今後的生髮劑

今後，男性型脱毛症該如何治療才好呢？目前病因不明，而且政府有關單位也不將本症視爲疾病，所以很難擁有大的進步。

反過來説，由於分子生物學等的進步，對於男性型脱毛症的病因已經了解到某種程度，也許今後可以開發非常有效的藥劑也説不定，而且入口就在最近了解的異嗎啡物質。存在於毛乳頭細胞的表面（細胞膜），具有使休止期毛變化爲長期毛的作用。

如果具有異嗎啡活性的分泌型蛋白質能夠得到，或是發現能夠完全遮斷男性荷爾蒙長毛阻礙作用的物質，出現治療男性型脱毛症具有即效的生髮劑並非夢想。

2. 促進長毛的器具

①帶　子

先前叙述過，本症的病因之一是頭皮的緊張，爲了緩和緊張，開發出緩鬆頭皮的器具，如圖5所示，帶子好像纏頭巾般捲在頭皮上，利用空氣使帶子膨脹，緊縮頭皮。藉此將側頭部、前頭部的皮膚往上方拉，突出於前頭部、頭頂部的皮膚就會放鬆，如此便能給脫毛部皮膚足夠的血液，期待長毛。但光靠這個方法長毛也許太過於勉强，應該要併用其他治療法，例如生髮劑等較有效。

②輕　敲

敲打頭皮藉著刺激促進血液循環，達到按摩效果。已有專用器具發售了。其優點是具

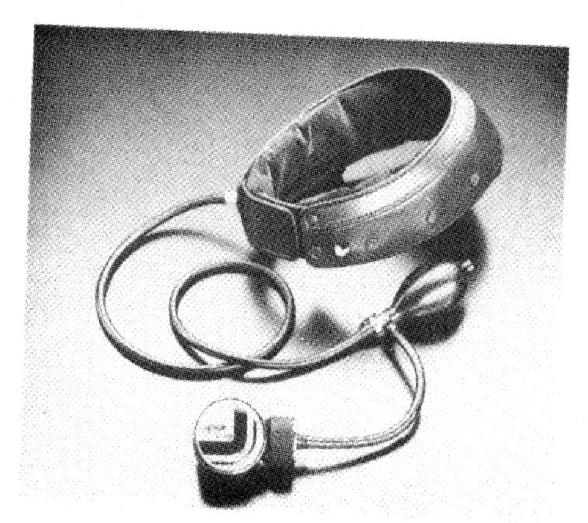

頭皮緊張緩和器—「空氣帶」

有循環改善的作用，但同時會給與毛髮物理性的損傷。利用生髮劑好不容易使頭髮長出來，而如果認爲還要再長長一點而過度敲打頭皮，會使頭髮掉落。的確出現過這種患者，因此不要給與過多的期待。

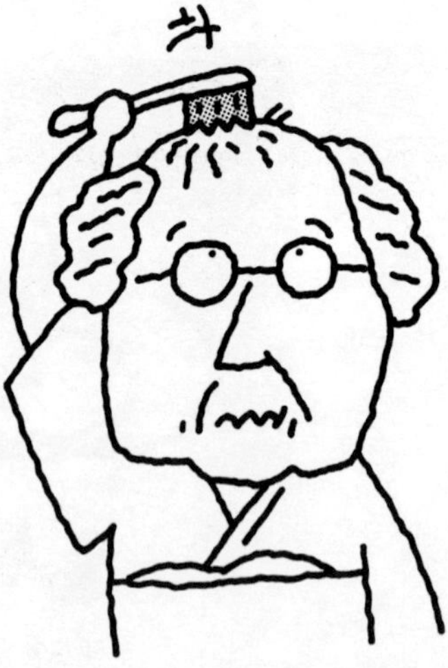

●女性的瀰漫性脫毛症

〈症狀〉

瀰漫性是指廣泛均等的病變現象。因此瀰漫性脫毛是整個頭皮的毛掉落而稀疏，尤其頭頂部的皮膚清晰可見（圖６）。女性的瀰漫性脫毛症以中年期以後的女性較多，患者數僅次於男性型脫毛症，目前在脫毛症門診中爲男性型脫毛症患者的三分之一。

症狀與男性型脫毛症相同，休止期毛的比例增多，結果造成掉毛增加，出現脫毛症。與男性型脫毛症不同的是不會形成前頭部的髮際後退，而是整個頭皮的毛掉落，因此脫毛部的交界不明顯。

〈病因〉

目前仍未十分清楚。據推測有以下要因：

1. 老 化

的確是令人悲傷的結果，但老化的確會出現在所有人身上，無法勉強肌膚缺乏彈力、足腰減弱……，雖然具有個人差異，但隨著年齡增長，身體確實會衰弱。頭髮也不例外，細胞本身的老化和動脈硬化導致循環不全，使得毛包逐漸縮小、消失。

以女性而言，隨著年齡增長，這種傾向會增強，尤其是過了六十歲後，多少會出現脫毛症狀。

圖6

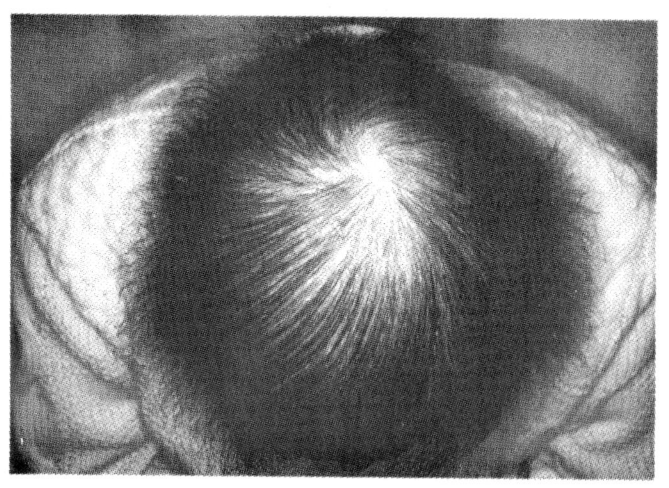

2. 壓力

擁有工作、活躍於社會上的女性增加了，與男性相同或承受更大壓力的機會也增加了。此外，生兒、育女、離婚等精神壓力也會使頭髮急速稀疏。

依據診治的結果，發現女性的頭髮大都因為內科疾病或體調不良等肉體的壓力所造成的。

3. 極端減肥

想要擁有美麗、窈窕的身材而極端減肥。這些減肥會造成營養偏差、失調的狀態。使得毛組織營養失調，毛在成長期也無法維持其狀態，結果使休止期的毛增加而形成掉毛。

的確，到了中年以後為了預防疾病，不能積存太多脂肪，但應有一定的限度。代謝不良，攝取的熱量（消耗的比率減退＝消耗率不良），是隨著年齡增加一定會出現的現象，因此利用運動或減少脂肪、鹽分的攝取等加以控制才是聰明的做法。

疏忽健康的減肥法並不好。

4. 經口避孕藥

分娩後出現掉毛症的女性，證明荷爾蒙與頭髮有密切的關係。經口避孕藥是由一種女性荷爾蒙孕酮所製造出來的，內服一段期間後中止時，就會造成暫時性的休止期毛增加的現象，有時會引起瀰漫性脫毛。

但在我國服用本劑的人較少、症狀較輕，在日常診療上應該沒有什麼問題。

5. 過度護髮

女性頭髮的長度隨著年齡增長會逐漸縮短（高齡者大多爲短髮）。問題在於年輕時的護髮。在頭髮豐厚、較長的時候洗髮、潤絲過度，就是過度用慕絲、整髮劑等，都會成爲掉毛的原因。時常可見雖然未達中年，但頭皮底肌卻清晰可見的女性。

過於要求清潔而早、晚洗髮的女性也很多……。大量使用界面活性劑等所有對頭髮有不良物質的洗髮精、吹風、整燙及梳理頭髮等都會損傷頭皮。

●與男性型脫毛症的不同點

與男性型脱毛症病因最大的不同點是遺傳的有無。女性的瀰漫性脱毛症並不具有遺傳傾向。經由詢問接受門診患者的家族歷，發現家族系統中是否罹患脱毛症的人並沒有一定的傾向。女性與男性相比，受到護髮的影響極大。

由於夏日懶散症而導致秋天掉髮的現象較少。利用含有多糖類的生髮劑做臨床實驗發現，對於女性非常有效，但對於男性幾乎無效。可能是由於男、女性的病因不同。

〈**治療**〉

以男性型脱毛症的治療爲基準（參考五十八～七十頁），但是因爲受到男性荷爾蒙的影響較少，所以比男性型脱毛症的復原情形更好。

1.**生髮劑**

除了血管擴張劑、營養劑等荷爾蒙藥劑外，也使用其他的藥劑。尤其是由植物提煉的多醣類，與男性型脱毛症相比，對於女性較爲有效。其理由不明……糖類對人類細胞而言是最大的營養源，因此，有效地供給糖類，不論男女應該都能促進某種程度的長毛。但男性型脱毛症的病因，除了老化等「男女共通的病因」外，還有男性荷爾蒙。而糖類等營養劑對於「男女共通的病因」有效，卻不具有抑制男性荷爾蒙的作用，因此，治療男性型脱毛症時的效果比女性的效果更差。

2.生活方式的改善

壓力、減肥、過度護髮等，對女性頭髮而言會造成極大的負擔。若不先清除這些負擔，即使進行其他的治療也很難長毛。但與男性不同的是，因爲注意外觀的「美麗」，因此不願意改變自己護髮方式的女性較多。

3.促進長毛的器具

①帶　子

頭皮緊張度較强的人可嘗試。

②輕　敲

如前所述，此法並非無效，但敲擊過度會造成反效果，所以不要抱持太大的期待。

●圓形脱毛症

〈症狀〉

沒有任何症狀，某天突然發現如錢幣般大的脱毛巢。也可能在美容院被工作人員指出才慌張地到皮膚科門診。圓形脱毛巢一旦形成一次後，整個頭髮全會掉光。此外，眉毛、睫毛、陰毛、體毛等幾乎全身的毛都會掉落（圖7、8）。輕扯脱毛巢周圍的毛會發現有些即將要掉落。

脱毛巢的皮膚比周圍皮膚稍呈凹陷狀態且經常出現微紅的現象。一旦進行停止，大約幾個月後就會長軟毛，然後變成硬毛。九十%放任不管據説能自然痊癒。但是有些人容易罹患圓形脱毛症，經常會再發、然後又痊癒。治癒後在五年內，據説四十%會再發。此外，不只頭髮，全身毛都會掉的泛發性脱毛症治療情形不好。

〈病因〉

尚無定論，但有以下的兩種推測——

圖7

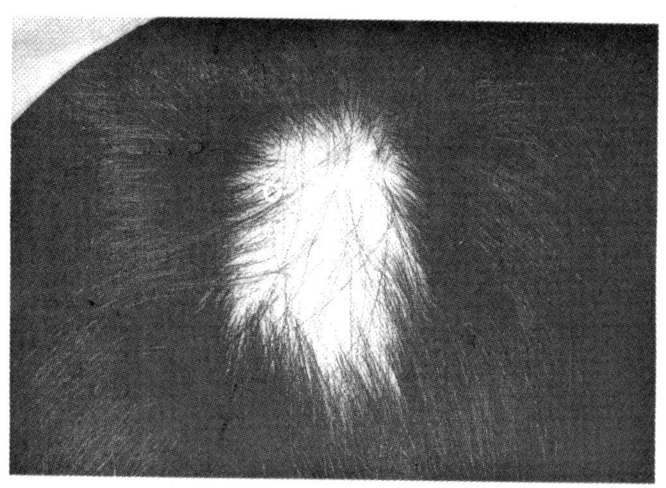

圖8

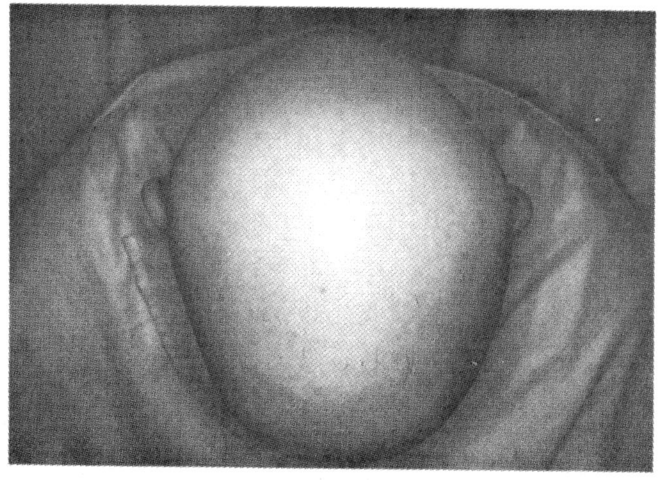

①免疫異常（過敏）說

這是在急性期出現毛球部的淋巴球浸潤（淋巴球聚集的意思。淋巴球存在血液中，聚集在扁桃炎、肝炎等發炎症狀的部位，抑制發炎症狀，或是相反地也可能有不良影響），這些症狀容易引發其他免疫異常疾病（甲狀腺疾病、尋常性白斑、糖尿病、異位性皮膚炎等）。但是這個毛球部淋巴球浸潤到底是本症原因或結果不得而知。

也就是說，是由於淋巴球浸潤而造成毛死亡、掉毛現象，還是因爲其他原因導致毛球部變性而發炎，才使淋巴球聚集呢？目前不明。

②精神壓力說

因壓力而導致胃潰瘍或十二指腸潰瘍是我們都知道的事情。因爲壓力使微血管收縮，血管支配領域的粘膜死亡，而出現潰瘍，也就是穿孔的狀態。如果同樣的情形發生在頭皮的話……。可能由這個血管支配領域的毛會整個脫落吧！即使沒有壓力也會出現本症。壓力說只不過是推測。不過的確在精神打擊之後出現圓形脫毛症例子。例如，就職後和上司相處不睦或離婚、丈夫死亡、小孩上小學……等。考試時自己會禿頭，而母親也可能會禿頭，這些大概是由成績所引起的。不過並沒有小孩考試而父親禿頭的例子。也許是父親較為悠閒或是早就放棄了……。

因為結婚的因素也很多。因為結婚而罹患圓形脫毛症而就診的女性，或是相反地原本頑固的脫毛症無法治癒，但結婚、生產就完全治癒脫毛症之令人驚訝的特例也存在著。

最近象徵孱弱男性的症例就是有了孩子卻成為禿頭。就是照公司上司的指示一樣，在自宅學習電腦時有孩子在旁，有人認為禿頭的原因是為了照顧孩子。但這究竟是電腦原因、孩子原因，還是妻子的原因可就不得而知了。

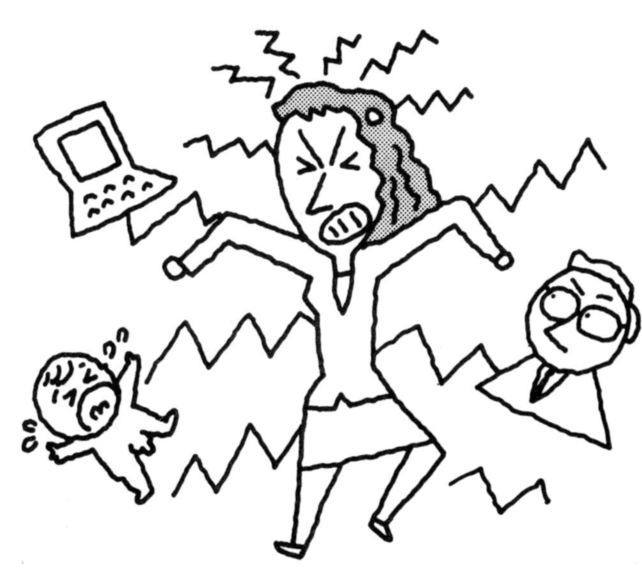

像這類壓力都有可能造成圓形脫毛症。承受壓力時，到底經過多少時間會引起脫毛呢?根據我的經驗，患者中最短的記錄是三十分鐘。那是遭遇交通意外事故的幼稚園兒童，被車子撞到，以救護車送到醫院時的三十分鐘內，頭上竟然出現了圓形脫毛症。

〈治療〉

由於起因於精神壓力，因此時間是解決問題的關鍵。九〇%放任不管就可以治好。而在門診就診時，爲了抑制免疫異常會外用類固醇劑，爲了促進血液循環而使用膚落精液。障礙太强而阻礙睡眠時，可以使用輕微的鎮靜劑也有效。此外，爲了刺激頭皮，利用紫外線療法或用乾冰接觸患部的療法(都很痛，不適用於兒童)也可試試看。

九〇%都能治癒，問題在於剩餘的十%。尤其是連體毛都會掉的泛發性脫毛症，或是精神壓力持續時，很難展現治療效果。

我曾經診治過一名就讀小學二年級的男孩。疾病是伴隨時異位性皮膚炎出現的圓形脫毛症。這孩子經常由母親和祖母伴隨前來。在家中祖母具有權限，孩子的疾病是在自宅管理的，其內容則是徹底的食物限制。像牛肉或點心等孩子愛吃的東西都不給他吃。我聽孩子說「雖然去遠足，但是只有自己不能吃點心，哪怕只有一次也好，我希望吃好多好多的巧克力。」他告訴我自己的真心話，於是我對這位祖母說：「你就讓他吃他愛吃的東西嘛！」她卻充耳不聞。雖然我在一旁幫忙說好話，但對方卻置之不理，我也只好觀察狀況。但後來祖母過世後，孩子的脱毛症也痊癒了。

由此可知，圓形脱毛症的治療不僅限於藥物療法，精神的照顧也非常重要。

以上就是針對男性型脱毛症、女性型瀰漫性脱毛症及圓形脱毛症，三種日常診療中最多的症狀做叙述。此外，也針對較罕見的疾病叙述。

●整個頭髮稀疏

〈由藥劑所造成的〉

治療癌症所使用的抗癌劑，或治療C型肝炎而使用的干擾素的副作用過於激烈，而使整個頭髮全部掉光（圖9—1）。這些治療藥會包圍住癌細胞等生成旺盛的細胞，而將其殺死。如果只對癌細胞有效則不要緊，但是毛母細胞和癌細胞同樣以驚人之勢進行旺盛細胞分裂，因此，這些藥劑對於「頭髮」也發揮了作用，停止治療時，頭髮就能繼續生長

（圖9—2）。總之，毛母細胞等製造毛的細胞新陳代謝旺盛、再生能力極強的細胞，是非常纖細、非常特殊的細胞。

〈分娩後脫毛症〉

生產後會暫時出現掉毛較多的情形。嚴重時甚至整個頭髮都會變得稀疏，但是一目了然，就知道不是嚴重的脫毛現象。

這是因爲孩子吸取養分，以及在妊娠後期雌激素等女性荷爾蒙造成維持成長期的頭髮在產後會暫時進入休止期，大都在產後六個月，授乳結束時就能恢復，但因人而異，有人無法完全恢復。尤其高齡生產體力恢復較遲，可能無法完全恢復。

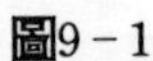

圖9－1

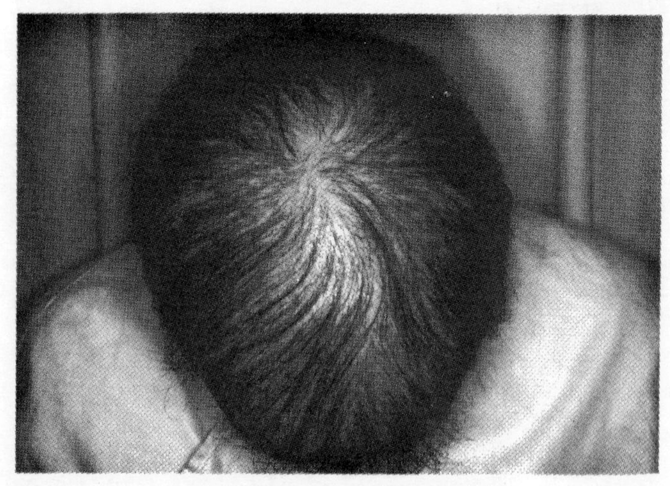

〈全身疾病所引起〉

當某個疾病惡化，在治療期間掉光的頭髮等到疾病治癒體力恢復後，頭髮又恢復原狀的例子也有所聞。

也就是說，由於原先的疾病使全身衰弱，因此需要大量熱量的毛髮，無法得到充分的養分所造成的。

引起脫毛的疾病包括甲狀腺機能低下症、糖尿病等的荷爾蒙異常、肝硬化等肝病、高度貧血、高燒疾病、大手術以及青春期拒食症（青春期不攝取飲食，導致生理不順、體重減輕等疾病，需要精神治療）等等。

這些脫毛症只要原先的疾病復原後就能

圖9－2

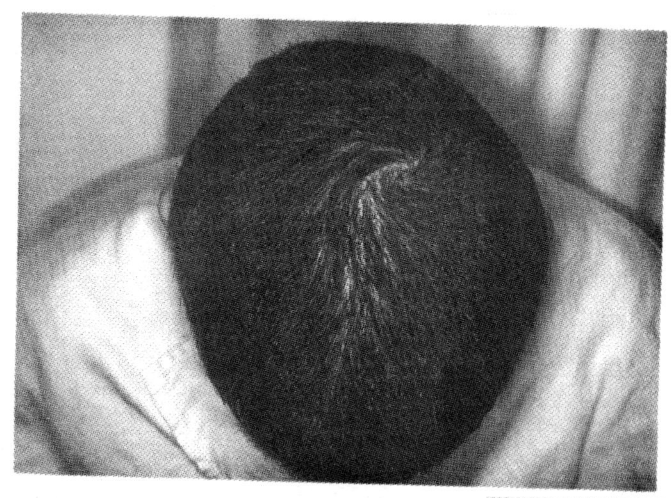

治癒。如果原先的疾病無法減輕時，就不可能再長毛了。

●一部分頭髮稀疏

〈拔毛髮癖〉

無意識中拔自己的頭髮或摩擦自己的頭髮，使得頭髮斷裂而造成的脫毛症。經常被誤診爲圓形脫毛症。但脫毛的部分是以手容易搆著的部分爲主，爲其特徵（圖10）。頭皮也沒有任何的異常現象。

第一次看到這種症狀時我真是嚇了一跳。這些患者幾乎都是小學生，一定有非常擔心的母親陪同前來。病童本身什麼也不說只是坐在那兒，而母親則好像機關槍似地不斷叙説自己擔心的事情。這個疾病與咬指甲症、吸指症等類似，是由於慾求不滿、精神不穩定等原因而形成的症狀。在治療上不只是自己，也需要親情的照顧，在這種場合，我很想建議

圖10

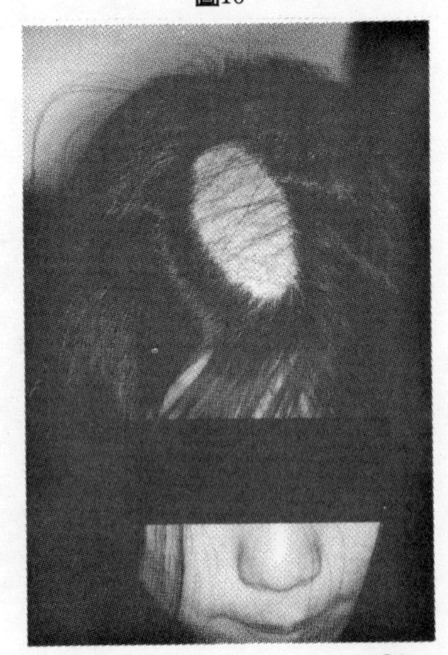

母親「孩子想做的事情就讓他做嘛！」但是要使這些忽略孩子問題點的父母遵從我的建議似乎很困難。

我也是二個孩子的父親。當父母做了錯事時，孩子正是父母親的「複製」狀態。看到孩子這種狀態時，再發發牢騷根本無濟於事。人類不管到了幾歲，似乎都是「對自己寬厚、對他人嚴厲」，充滿矛盾地存在。

〈由頭部白癬引起的脫毛〉

目前已較少見，但偶爾還是會看到，是由於腹股溝癬或香港腳患者用自己的手抓頭部，使黴菌傳染到頭部而造成的疾病。

頭部會發紅發癢，剛開始時脫毛部位較少，逐漸進行時，脫毛的現象變得非常顯著（圖11）。這個症狀必須要進行對黴菌的治療。

〈瘢痕性脫毛症〉

因爲外傷、燙傷、抗癌放射線治療、頭皮長腫疱等因素而造成毛根的破壞，結果引起

圖11

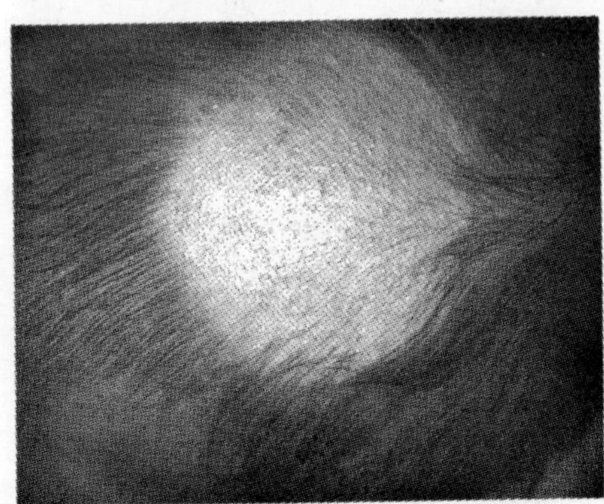

圖12

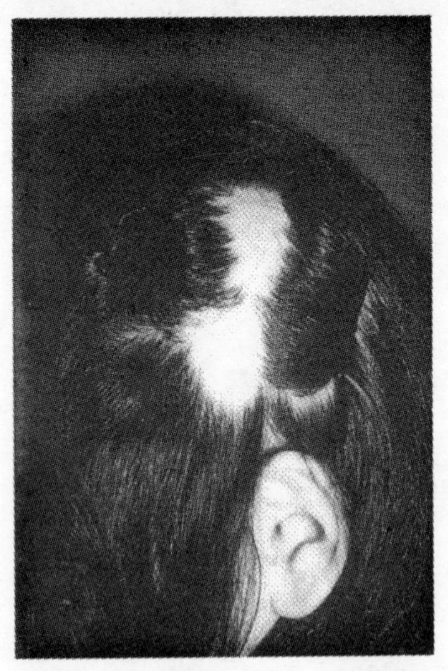

永久性脫毛。如果這些原因是輕度的症狀，暫時性的脫毛在三～六個月左右會重新長毛（圖12）。治療法爲後述的形成外科法。

〈瘀斑造成脫毛症〉

與生俱來於頭上有黃色的瘀斑，隨著成長逐漸增大，表面乾燥隆起。這是由稱爲脂腺

圖13

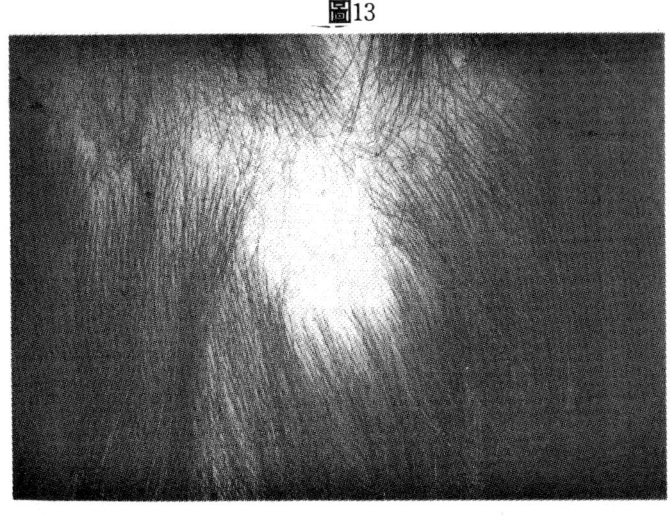

母斑的毛脂腺部分聚集而形成的（圖13）。從幼年時到青少年爲止，放任不管都沒有問題，但是過了四十～五十歲後，五％～十％會成爲皮膚癌，所以要積極進行手術治療。

形成外科的治療法

先前主要敘述脫毛症的種類及內科療法。但是瘢痕性脫毛症或瘀斑引起的脫毛症由於毛包已經消失，所以內科治療法無效，因此需要形成外科的治療。以下簡述手術方法。

1. 皮瓣移植法

一般或惡性腫瘤手術後皮膚缺損較大時使

圖14

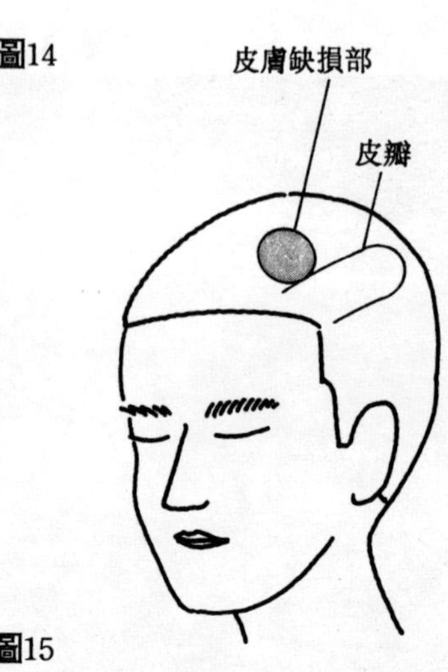

圖15

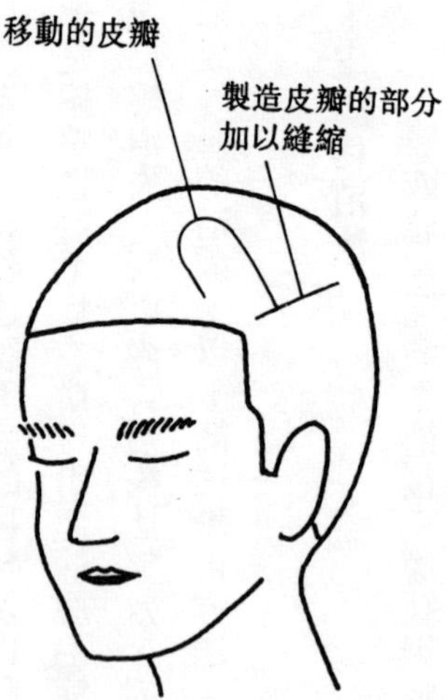

用這種方法。爲了遮蓋缺損部位的皮膚，要利用較大的皮瓣（以瓣狀方式切下皮膚、皮下組織，將其下方組織往上舉。移動皮瓣彌補其他皮膚缺損部。將頭髮的皮瓣移動到其他目的場所（圖14、15），藉此遮掩缺損腳。而皮瓣的部位經由巧妙處理不露痕跡。

缺點是毛的排列不自然，製造皮瓣處會出現醜的疤痕。

2. 穿孔皮膚移植法

利用環鑽器械取直徑二～三㎜帶有毛髮的皮膚，而在進行移植的皮膚上開較小的孔，再將帶有毛髮的皮膚植入其中，就好像在田中插秧一樣。利用這個方法實際上也無法形成自然的頭髮狀態。

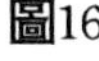

利用環鑽採取的皮膚在這個狀態下有毛附著

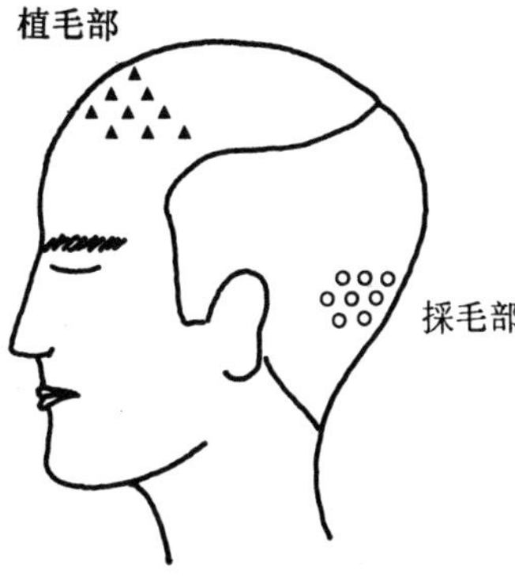

3. 島狀皮瓣移植術

主要是使用於眉毛完全缺損的治療法。將頭皮切成眉毛形，但不要切下下方的皮下組織，透過目的眉毛位置的皮膚通道而移植的方法。但這個方法的傷痕較明顯，且看起來不自然。此外，大部位的脫毛也無法再重建。

4. 自家毛單一植毛術

這是由韓國的崔先生所發明的植毛術。麻瘋病是在國內少見的疾病，在韓國卻很常見。疾病本身能以藥物完全治療，但是患者要回歸社會時，卻因爲沒有眉毛而形成很大的障礙。

於是崔先生想到了方法，就是將自己的毛髮移植到不同位置的方法。

像心臟或肝臟移植等展露頭腳，但是並

圖17

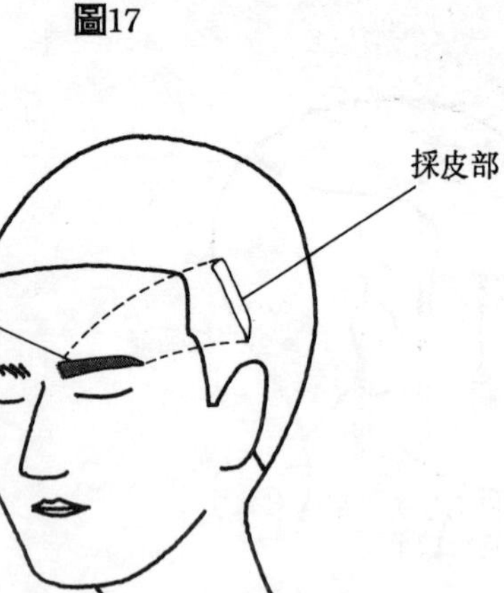

沒有人想到要治療禿頭可以移植自己的毛髮。

利用這個方法，眉毛或額頭掉毛較明顯的人能夠產生自然感，但是一根根毛髮移植的作業需熟練和耐心。同時因爲是利用自己後頭部的皮膚，不能重複好幾次。

喜歡看熱鬧的我，試著在額頭部分採用單一植毛的方式，植一百根的毛髮，想知道是否能產生自然感，結果發現非常的好（圖19）。

圖18

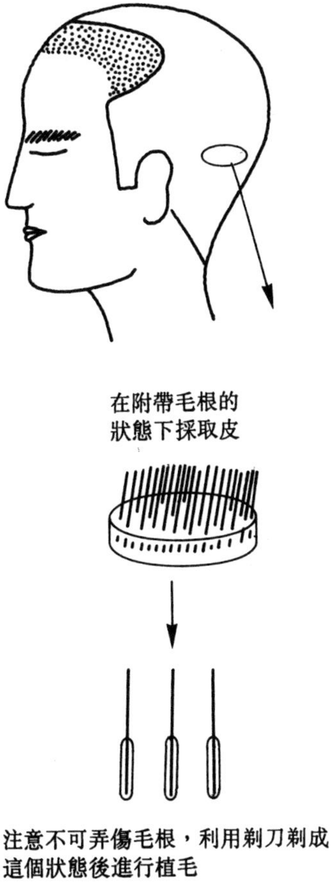

在附帶毛根的狀態下採取皮

注意不可弄傷毛根，利用剃刀剃成這個狀態後進行植毛以上就是形成外科治療法中，利用自己毛髮的方法。但另一方面，還有利用人工毛髮的方法。以下便爲各位介紹。

5.人工毛植毛術

人工毛植毛術是二十年前想出的治療禿頭的方法。將人工素材（大多爲尼龍）植入頭皮代替毛髮。日本和美國有很多公司進行這項開發，但卻產生很多麻煩和抱怨，現在只剩下日本的N公司在開發而已。

圖19

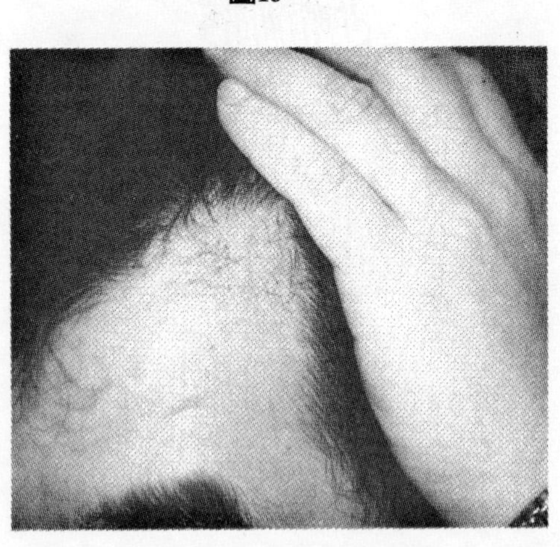

這個N公司的人工植毛現狀如何呢？我個人與N公司的山田社長有交往，覺得他非常有活力，具有靈活的頭腦，與他的年齡根本不符合。二十年前就持續進行人工植毛的素材研究，成果逐漸提升。

最近的人工植毛是利用不易劣化的尼龍加入銀，重點著重於減少細菌感染。結果，人工毛在中途斷裂會引起細菌感染而化膿的煩惱減少了。但是人體對於外來物有排斥的作用，也就是有免疫反應存在。結果人工植毛的毛一年被排除了六～八成。因此，人工植毛的問題有三點：就是要防止細菌感染，同時要戰勝自己的免疫感應，以及防止人工毛的劣化。

人工毛植毛術當然需要局部麻醉。以前必須要忍受疼痛的局部麻醉注射，才能接受植毛。而最近，則是以電的方式使麻醉液成爲離子狀態滲透到皮膚，因此不需再用注射的方式了。

我的患者重複過幾次人工植毛術，幾年後幾乎全部掉光了，但是根部還留在皮膚

圖20

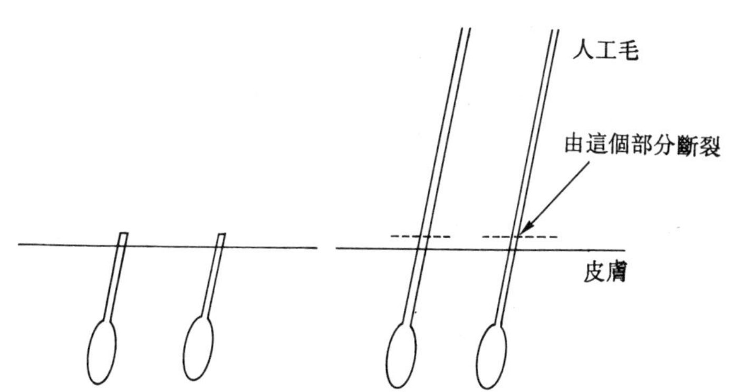

中，到了夏天會化膿，使他感到很困擾，不知該如何而找我商量。我利用顯微鏡將其留在皮膚中的尼龍線一根一根地取出，這的確是頗需耐性的工作。

我認爲人工植毛術是比假髮更進一步的治療法。

夢想治療法（如果有這種治療法該多好）

這個問題可分兩個解決方法：

第一是不管禿頭的型態或年齡，都能開發出對任何年齡都有效的夢想治療藥就最棒了；其次考慮的治療法，就是在試管内培養自己的毛的毛母細胞（試管毛髮），製造無數自己的毛，配合必要性，進行植毛法。爲各位簡述目前的治療法。

1. 對任何禿頭都有效的塗抹藥

就目前所知，具有最强力長毛作用的藥物，除了長毛作用外也具有致癌性。以前成爲話題的中國「101」，除了具有生髮作用外，容易引起斑疹。如果有適當的處理方法，應該更能產生效果。

2.目前進行的植毛法的缺點全都可以彌補的方法

所植的毛是自己的毛則不會產生拒絕的反應，毛的成長也不需特殊的處理。由幾根毛要培養出無數的「試管毛」，有必要時追加幾次植毛手術。

如果能做到此點，對於治療禿頭而言，當然會掀起革命。（像孫悟空般拔起自己的毛髮吹一口氣，就能出現好幾萬根自己的毛髮，該有多好。）培養毛母細胞成爲毛髮的希望是不可能實現的。

總之，希望能運用科學、醫學的進步，想出能簡單輕易解決禿頭煩惱的方法。

第四章　自己能進行的預防脫毛法

現在開始也不遲

很多人感到煩惱的「少年禿」會發生在青春期以後男女的身上，隨著「加齡」會不斷地進行。愈早開始治療愈好。

「年紀已經太大了，已經不行了啦！」或是「老年人還可以使用藥物嗎？」有人問我這些問題，而我的回答是「不不，不是年齡的問題，現在趕緊開始治療吧！」

事實上，在我的脫毛症門診中，診察患者之前，我認爲「老人是不可能再長頭髮的」。但是如第五章所敘述的，高齡者反而更容易長頭髮。以二十歲與六十歲的人加以比較，很明顯地六十歲的人較容易長頭髮。其理由不明，可能是年輕人男性荷爾蒙作用太强吧！這是我的推測。

此外，年輕發症可能具有强烈的容易脫毛體質。總之「絶對不會太遲」。這是一個極端的例子，父子都來到脫毛症門診（男性型脫毛症是會遺傳的，因此像這類父子的情形並不少）。當然，父親的情形較差，但漸漸地，兒子不再接受診治，父親繼續治療。有一天，好久不曾見到兩人一同前來診治，卻發現兒子的頭髮變得更爲稀疏了。

即使如此，還是能治療。但愈早開始當然愈好。發症後儘早治療可使脫毛症仍屬輕微時就治癒。如圖1所示，輕度的脫毛巢只要稍微再生長一下就能治好。

如果範圍較廣時，即使在交界處長毛，也會認爲「脫毛進行已經停止了嗎？」不會實際感受到「症狀已經好轉了」。

什麼時候出現危險訊號呢？就是掉髮的現象增加時。

人類的頭髮約有十萬根，每天會脫落五十～一百根，也會重新長出同樣數量的毛，這種程度的掉毛並不需擔心，在數週內就會停止的秋天掉毛現象也不需擔心。但如果超過這個範圍，大幅度出現的掉毛現象就必須注意，要接受專門醫師的診療。如果生髮劑有效，這種掉毛現象就會減少。

圖1

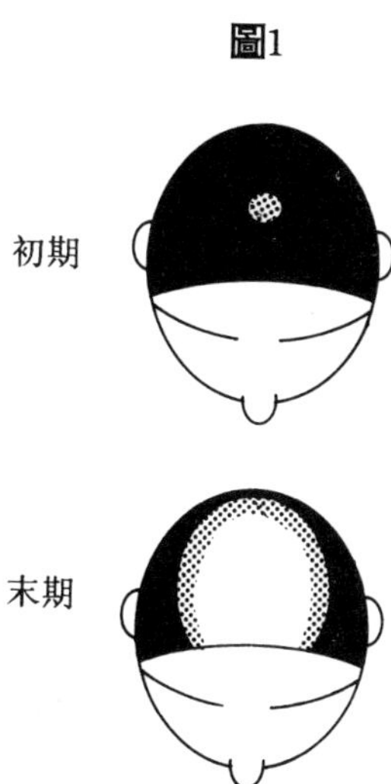

另外就是毛太小的時候。日本人與歐美人士相比毛較粗。粗毛髮的顛峰期，男性爲十歲層，女性爲二十～三十歲層。不論男女隨著加齡，或是男性型脫毛症、女性的瀰漫性脫毛症的發症都會使毛變細、變柔軟。「最近頭髮變細了」，因爲這個原因而受診的患者大都會變成禿頭。如果生髮劑有效，毛會再度變粗。

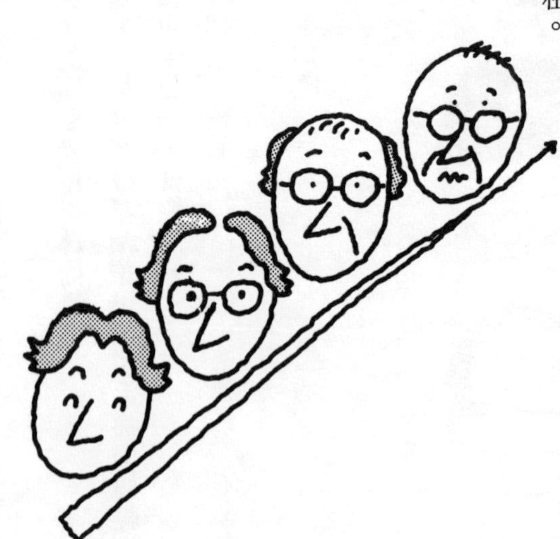

護髮、護理頭皮

洗髮精、潤絲精的使用方法

首先，簡單說明洗髮精、潤絲精的問題。

洗髮精—是使頭髮、頭皮清潔的洗淨劑，含有陰離子界面活性劑。依脫脂效果的程度而分爲乾性、中性、油性三種。

潤絲精—在毛髮表面形成保護膜，彌補因洗髮而造成過度脫脂的現象，使毛髮健康美麗。女性或長髮男性洗髮後，利用潤絲保護毛髮表面非常重要。

這些洗髮精、潤絲精中所含的界面活性劑或是止頭皮屑劑會引起皮膚毛病。要使用適合自己毛髮和頭皮的製品。洗髮後必須要用流水沖洗乾淨（現在潤絲精中所含的油分、陽離子介面活性劑，即使沖洗也會附著在毛髮上，因此洗髮後一定要沖洗乾淨）。

也有一些生髮用的洗髮精，但這些洗淨劑使用後就會沖掉，所以留在頭皮上的成分只有千分之一而已，因此，單獨使用無法產生生髮效果。

如何使用這些洗淨劑呢？掉髮的原因大都是「過度洗髮造成的皮膚障礙」，因爲「不清潔或護髮而導致毛孔阻塞」。

導出的結論是「維持保持頭皮清潔最低限度的洗髮」。很多患者利用洗髮精洗頭，一般而言是三天一次，油性頭髮的人則是兩天一次較好。如果洗髮次數太多，或是一天洗二次頭（早上洗髮）都是不好的。但可以每天用溫水沖洗。

具體的洗髮方法是使洗髮精在全部頭髮上充分起泡，用指腹輕輕摩擦頭髮、頭皮，不能用指甲抓皮膚，以免引起皮膚炎。頭髮稀疏的部分，若爲了使其乾淨而拼命摩擦，反而會造成反效果。頭髮過度摩擦可能會因而變得更稀疏。

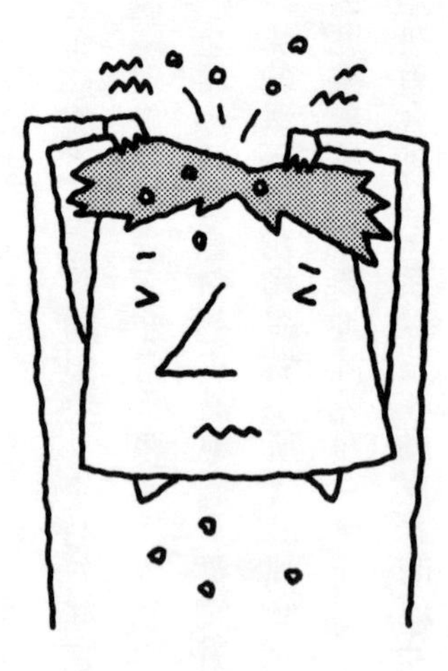

頭皮屑症的情形如下。皮屑是頭皮的角質細胞脫落而造成的，也就是頭皮的污垢。皮屑由於頭皮微生物分解產物的刺激會發癢，因此而引起脫毛。所以，頭皮屑症者要勤於洗髮，保持頭皮的清潔。

依髮質選擇洗髮精

皮脂是由毛包的脂腺所分泌擴散在頭皮表面，接受加水分解後，會在毛幹部擴張。爲保持毛髮健康，需要適度的皮脂，隨著加齡，頭皮的皮脂量減少。

皮脂量具有個人差異，太多者頭髮會太油，相反地，太少則會引起頭髮乾燥。皮脂太多時，因爲皮脂的刺激易引起皮膚炎，毛細孔阻塞會引起毛包炎。因此，要利用油性髮用的洗髮精洗淨頭髮。相反地，頭髮乾燥時要減少洗髮次數，使用乾性髮用的洗髮精洗頭髮，同時要利用整髮劑補充油分。

頭皮屑症者皮脂較多，要選擇油性髮質用的洗髮精。皮脂較少時，則使用乾性髮質的洗髮精，並要比普通人更充分洗淨頭髮，沖淨皮屑。另外，有時會使用防止頭皮屑的洗髮精，這個止頭皮屑劑會引起斑疹，因此，頭皮發紅或發癢症狀强烈時不可使用。

購買洗髮精時，注意其上的成分標示。像油性頭髮用的洗髮精爲了産生清爽感，因此需要使用硅等。乾性髮使用的洗髮精必須要利用油分形成保護膜，因此要補給保水成分，而油分則是利用各種植物油、羊毛脂，同時配合成爲保水成分的纖維素、膠原蛋白等分解物。但由於並無强制標示成分的法律，因此都没有記載成分，只能看洗髮精瓶上標示的是乾性或油性髮用。

另有一種弱酸性洗髮精。廣告宣傳其安全性較高。這類洗髮精是使用低刺激性的氨基酸系界面活性劑。這些當成洗髮精原料，價格昂貴者的使用感不佳，大都是與以往的界面活性劑混合而製造。因此，即使是弱酸性也不見得一定安全。

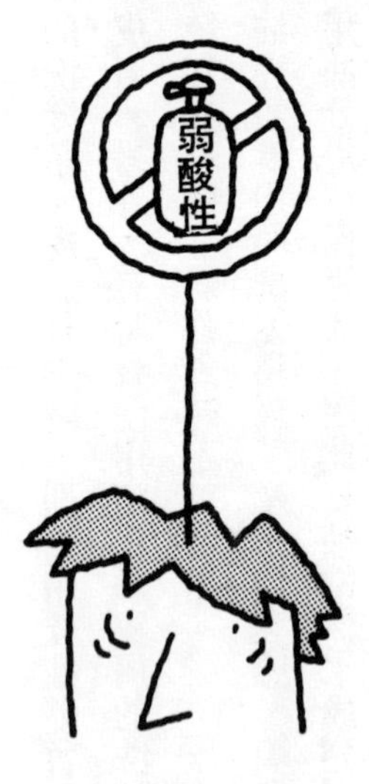

吹風機的使用法

洗髮後要弄乾頭髮，這時有人會使用吹風機。吹風機的高溫對皮膚會造成何種影響呢?若是皮膚癌患者要利用「溫熱療法」使皮膚溫暖，抑制癌細胞增殖。但人類的細胞不耐高溫（尤其是攝氏四十度以上），因此儘可能不要使用吹風機，像長髮等不得已要使用時，吹風機不要距離頭髮太近，也不要集中吹整同一處。

梳髮

使頭髮一根根排列爲梳髮的目的。技巧方面，首先要去除髮尾的毛球，其次梳毛髮的中間，最後梳毛髮的根部。去除頭皮的污垢、皮屑。不只能使皮脂到達髮尾，也具有一些按摩效果。用梳子輕輕摩擦頭皮，不必輕敲也能促進皮膚血液循環。

硬質的金屬梳會傷害毛髮表面，尼龍梳的靜電則會造成分叉，二者都不好。要選擇梳齒較粗的木梳或豬鬃梳。

整髮劑

原來的目的是爲了整理髮型，使固定好的髮型能長久保持，並給予毛髮油分、水分，使頭髮健康。因此，爲了提高整髮劑的固定力，而使用水溶性高分子化合物，油分方面則是使用酯油等。

此外，爲了保持水分，會配合甘油等。整髮劑包括油性整髮劑、乳化整髮劑、液體整髮劑等種類繁多。事實上，據說髮乳等乳化油脂類就足夠了。

女性主要使用的整髮劑是泡狀的慕斯型或霧狀型。這些整髮劑不會造成毛髮的特殊問題，可以安心使用，但如果也使用生髮劑時，一定要先使用生髮劑。

生髮劑與按摩

因為頭髮稀疏而感到羞恥，在店面購買生髮劑，但卻不知該如何使用……，也有這樣的人出現。生髮劑可大致分為①抑制男性荷爾蒙作用的荷爾蒙劑；②促進毛包血液循環的血管擴張劑；③含有糖分、維他命等養分的營養劑。

其中①因為副作用的問題，最好不要使用。②③併用也可以。掉髮時單獨使用②能產生效果。若是明顯掉髮，頭皮清晰可見時，光用②還不夠，還需要③。

外用方法是每天二次（早、晚）為原則，忙碌的人只有晚上使用也可以。一天只有早上用一次是不好的。為什麼呢？因為頭和心臟在同樣的高度（比心臟高的部分血液較難到達），如果身體不活動，血液就不需要供給肌肉，所以「可以期待給予頭皮充分血液循環的就寢時」，才是生髮劑發揮效果的最好時間。

接下來探討生髮劑和按摩的問題。

孩提時代不管任何人的頭皮都是鬆弛的。但長大後就有很大的個人差異。有的人鬆弛、有的人緊繃（無法鬆弛），隨著加齡，緊繃的人會增加。鬆弛和掉毛的程度不見得一致（有的人雖然鬆弛，卻會禿頭）。

整體而言就好像菜圃很好，蘿蔔就能長得很好一樣，頭皮愈柔愈軟愈好，柔軟的頭皮能促進血液循環。

外用生髮劑時併用按摩的人很多。按摩能放鬆頭皮的緊張，具有促進頭皮血液循環的作用，能得到某種程度的效果，但依做法不同，有時反而會得到反效果。

圖2表示正確的按摩法，也就是在沐浴時，用指腹往上按壓兩側頭部的皮膚，放鬆頭頂部的皮膚。其次同樣將前頭部、後頭部的皮膚往上壓，這時不要摩擦頭髮稀疏的頭頂

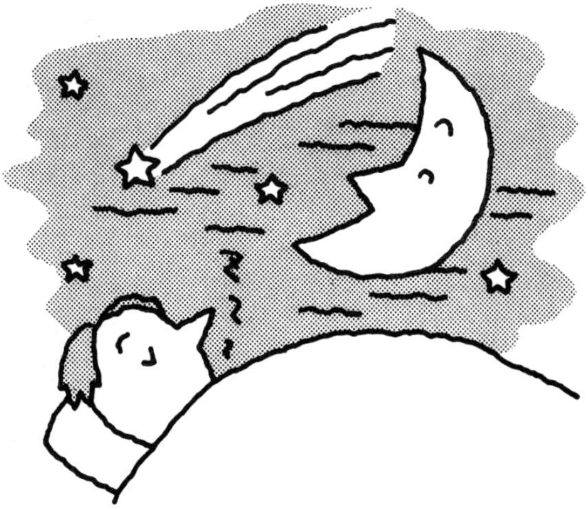

部，就能去除這個部分的緊張。如果直接摩擦會造成毛小皮破損、剝離、脫落，結果會使毛皮質被破壞，而誘發斷髮、分叉。

去年，某位高齡女性來到脫毛症外科門診治療，結果頭髮長了很多。想要更多而拼命地摩擦患部，不斷地持續敲打，但是卻與她的意願完全相反，愈按摩頭髮愈稀疏，最後頭髮比原先更稀少了。所以，頭皮較硬的人一定要用正確的方法按摩。

圖2

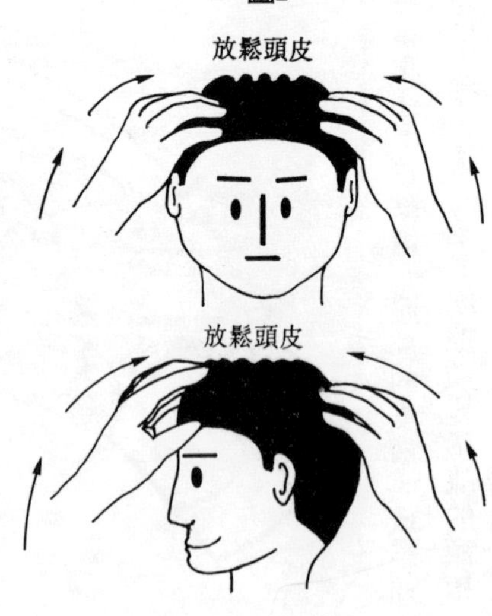

對頭髮有益的營養素與食物

「能夠快樂地吃喝，也是治好脫毛的方法」如果存在就好了，但是遺憾的是，並沒有促進長毛的菜單。「對頭髮有益的飲食」的確存在，內容分爲二方面探討。

其一是成爲營養源的蛋白質的攝取。毛髮是由角蛋白這種蛋白質構成的，因此，絕食等不合理的減肥或偏食而無法攝取足量的蛋白質時，會使頭髮變細，成爲掉髮的原因。身材窈窕了，但頭也禿了，根本就是本末倒置的做法。

現在國人的平均飲食中，當然不可能造成營養失調的問題，但是平常要充分攝取良質蛋白質（大豆、魚等），同時也要攝取毛髮所需的維他命E（綠黃色蔬菜等）、維他命C（柑橘、番茄等）。

另外一點就是，「能否藉飲食的內容防止老化呢？」男性型脫毛症和女性瀰漫性脫毛症中，老化的確是一大原因。細胞本身的老化，以某種程度而言的確是受到遺傳因子的影響，要加以預防的確困難。但是阻礙毛包的血液循環、促進老化的動脈硬化等，是否可加以防止呢？

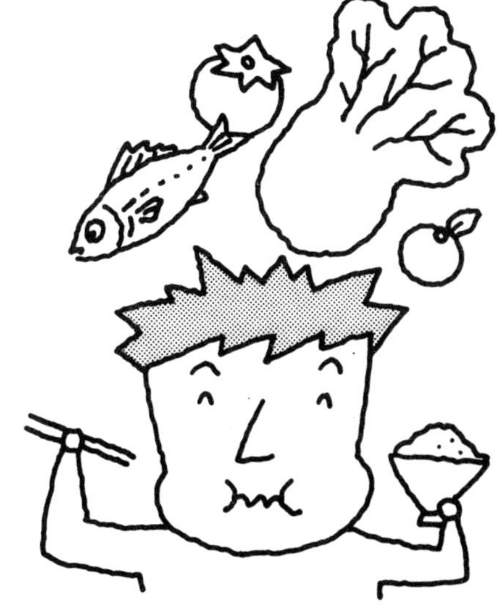

預防動脈硬化的對策是「控制鹹的食物及動物性脂肪的攝取。」此外，高血壓症或高脂血症（膽固醇或三酰甘油脂等，血中的脂肪分增加的疾病）也是動脈硬化的原因。做健康檢查時，一旦指出罹患這些疾病就要接受內科的診治。

最後如果你要問「對頭髮不好的食物是什麼呢？」要將每個食品分類為「這個對頭髮好」、「這個對頭髮不好」是很困難的。與其如此還不如注意各類食品的平衡問題。以良質蛋白質為主，適量攝取糖分、脂肪分、維他命類就夠了。

但是，有的東西攝取太多並不好。例如先前所述的極端鹹的魚、鱈魚子、豬肉等動

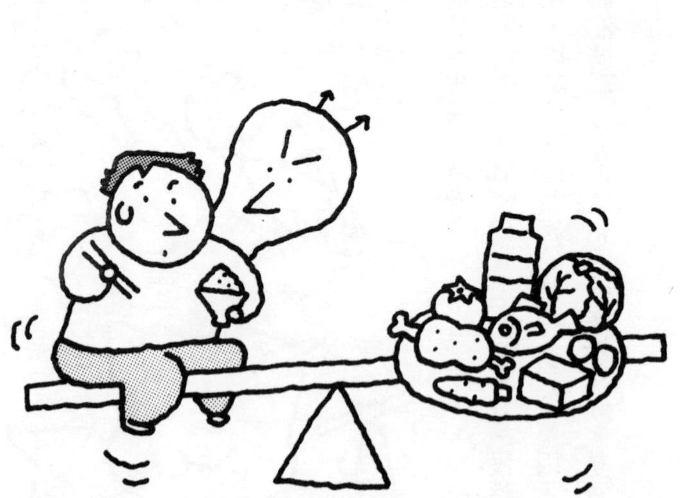

物性脂肪。這些食品會引起高血壓、動脈硬化、加速老化，不只造成脫毛，同時也是腦血管障礙及心臟疾病的誘因。

煙酒是頭髮的大敵嗎？

「該如何消除壓力呢？」根據問卷調查的結果，發現經常是運動、和好朋友喝酒，或是開車等。適量的酒能紓解壓力，促進頭皮的血液循環，但過量反而造成血液循環不良，對毛髮會造成影響。

宿醉的影響呢？頭腦茫然、身體倦怠、手腳沉重……，在這種狀態下，血液循環當然不良，同時腦細胞和肌肉細胞會受損，對於毛髮當然也不好。我曾聽說過有人喝醉酒

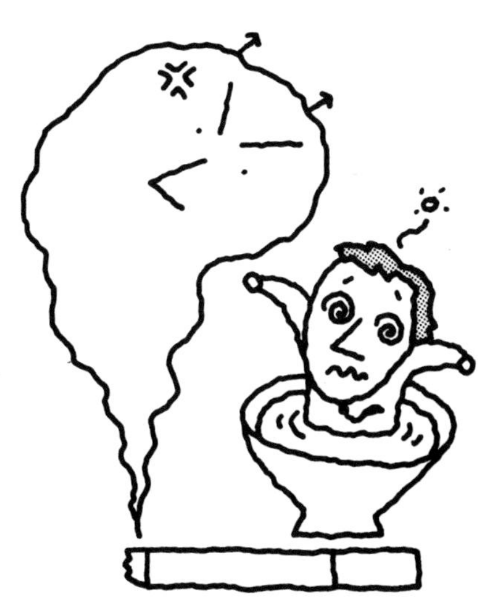

從樓上掉下來，結果連假髮都掉下來，頭髮也因酒而掉得更嚴重。大量飲酒的人光是喝酒，而沒有好好攝取所需的食物，就無法充分攝取糖類、蛋白質等頭髮的營養源，而且宿醉會破壞腸胃，使營養狀態不良。

煙的影響如何呢？最近發現日本人三大死因之一是心臟血管疾病，也就是心肌梗塞等「給與心臟營養的血管阻塞的疾病」，使血管狀態惡化的原因就是煙。煙中含有尼古丁等，會使血管收縮。

我的朋友罹患疾病以後，仍然不停止抽煙，結果很年輕就死了。由此可知，妨礙頭皮血液循環的煙對於毛髮當然不好。更不好的就是煙會破壞頭髮所需的維他命C，如果無法戒煙的人，一定要多攝取柑橘或番茄等補充維他命。

消除壓力

在日常生活中，需要適度的壓力，也就是説，產生適度的緊張感才能使生活充滿活動。但壓力過度時，會使自律神經失調、微血管收縮，使得毛包的血液循環不良，同時也是圓形脫毛症和胃潰瘍的原因。

談到壓力，很多人就會想到圓形脫毛症，但是與圓形脫毛症一樣的男性型脫毛症和女性瀰漫性脫毛症，也會受壓力的影響。那麼，「到底何種程度的壓力算是不要緊的呢？」有人問過我這個問題，我的回答是「如果一夜無法成眠就不行了。」就寢時肌肉和心臟要休息，這時，皮膚的血液循環良好，是長毛髮的時間帶。

消除壓力的處方見人見智，沒有特定的方法，但是壓力過大而引起失眠症，就必須到醫院接受診治，請醫生開鎮靜劑。

燙髮、染髮與護髮是兩立的嗎？

因爲脫毛而感到煩惱的人，有時也想到燙髮，同時也想藉此掩飾頭髮稀疏的部分。此外，因爲脫毛或白髮問題而感到煩惱的人，也許想藉著染髮來彌補缺憾。但令人擔心的是，燙髮和染髮是否會加速脫毛呢？以下就針對與護髮兩立的燙髮、染髮而加以探討。

日常生活中大多使用冷燙法（如果加熱就成爲加溫燙，三～五分鐘內就能完成），我們來探討這個問題。燙髮就是先使用第一劑的燙髮液（巰基乙酸等）將毛髮的胱胺酸結合加以還原或切斷，固定出自己想要的髮型，在這個狀態下利用第二劑進行氧化、再結合。

也就是說，先將毛髮的蛋白質打散後，再用力固定爲與原先不同的髮型，但愈能發揮燙髮效果者，就愈會損傷毛髮，因此儘可能不燙髮較好。

但是像婚喪喜慶等有時必須要燙髮，所以可將第一劑的濃度稀釋後再使用，尤其頭髮稀疏者更應注意這個問題。

最近宣傳對毛髮「溫柔」的酸性燙髮液上市了。通常第一劑爲鹼性燙髮液，現在將

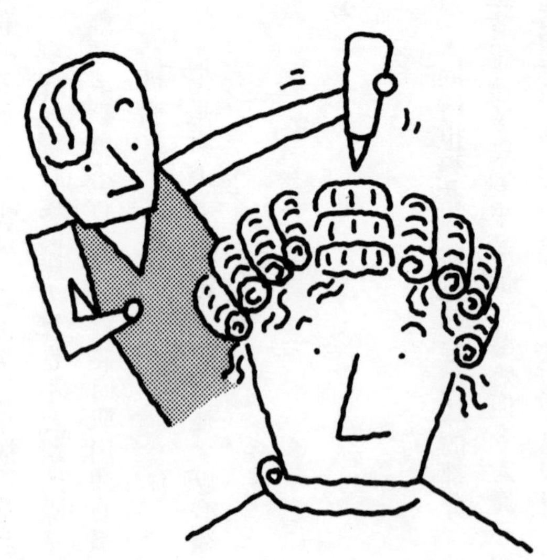

它改爲酸性。結果頭髮不易受損，但固定力卻會減退，必須要進行長時間處理和加熱處理才行。因此，這也不算是「魔法燙髮液」。此外，也有宣傳「愈燙髮質愈好」的燙髮液，聽到這種宣傳，我又想起以前的傷心事了。

就讀小學時，有種號稱「愈嚼愈能鞏固牙齒」的口香糖，這時正逢學校的教學觀摹，老師問：「要鞏固牙齒應該怎麼做才好呀？」當時我想到電視上的廣告，於是舉起手答道「要嚼口香糖！」老師驚訝地瞪者我，然後說：「這樣一來不全都是蛀牙了嗎？」引起哄堂大笑，事後爸爸和哥哥也笑了。

我感到一片茫然，不禁恨起電視的廣告。明明會損害頭髮的燙髮，雖然具有程度差，但仍一定會損傷頭髮。

其次是染髮問題。染黑毛髮時，分爲暫時、半永久、永久染髮三種。現在所使用的，大多是利用黑色氧化染髮劑進行永久染髮。這種染髮不像燙髮會對頭髮造成很大的損害，所以沒有特別的使用限制。但是，平常所使用的氧化染髮劑會引起頭皮的斑疹，因此，這時應使用他劑（例如非氧化型的染髮劑）較不易引起斑疹。

燙髮、染髮一起進行時，爲避免損傷毛髮，最好不要在同一天進行。

消除身體的失調

光做一些對身體好的事情當然最好，但有時無法這麼做。有的人早上睡覺、有的人熬夜、有的人過食、有的人飲酒過量，還是會做很多有害身體的事，所謂知易行難。但一定要攝取足夠的飲食，做適當的運動。同時，在頭髮能充分成長的晚上，一定要好好地睡覺。睡眠中頭髮能充分地生長，這是因爲夜晚時肌肉的活動減退，同時頭皮下降到心臟的高度，就能使毛胞循環的血液量增加。

此外，體調不良、頭髮稀疏時，要接受内科的診治。因爲有可能引起貧血、糖尿病、肝硬化、甲狀腺機能低下的全身疾病。

關於戴假髮的問題

某位脱毛者到脱毛外科接受診斷，其緣由是這樣的：

這位老婆婆多年來都一直戴假髮，周圍的人都忘了她是頭髮稀疏的人。有一天參加喪禮，大家在那兒排成一列目送牌位離去時，突然吹來一陣強風，結果老婆婆的假髮竟朝向牌位飛去，引起了整個禮堂大騷動。她趕緊抓起假髮逃回家中，懊惱地整夜無法睡覺，經過朋友的介紹而到醫院來，由此可知假髮仍未得到一般大衆的肯定，但因使用法不同，有時卻非常有效。

壓力對於圓形脫毛症以及男女少年禿都會造成不良的影響，而更糟的是，禿頭本身又會形成一大壓力而造成惡性循環。爲了隱藏脫毛的現象而戴假髮，想藉此得到精神的安定、預防脫毛的進行。

一定範圍以上的廣泛脫毛症，光用生髮劑無法完全治好，因此在幫助利用生髮劑治療的意義上，戴假髮也是很好的。

但必須注意，不可使頭皮悶熱（特別是夏天），同時要注意固定器具造成的壓迫而形成的脫毛現象。同時要注意付昂貴的費用及一旦戴上就很難拿下等要點。

改變促進脱毛的生活習慣

以上爲各位介紹的是預防脱毛的護髮、生活習慣等問題。也許有人會覺得很奇怪，指出了一些以往不知道的事情，但有人也許會覺得「的確如此」而能夠了解。當然，光是這樣無法產生生髮效果。除了利用生髮劑進行脱毛治療以外，在個人不勉强的範圍內，要朝著好的方向改變生活習慣，這是我最大的願望。

「但是全部都能遵守嗎？」也許你會這麼問。「這麼説來，我不可好好地喝酒、也不能抽煙了嗎？這樣不是也會因爲壓力而導致禿頭嗎？」這的確是非常率直的意見。的確是如此，這只是一項大原則，如果個人感覺痛苦，絕對不要勉强，否則無法長久持續。「這麼説來還是有這些注意事項嘛！」只要經常想起這些注意事項而加以參考就夠了。即使注意生活型態也不一定能立刻產生效果，必須很有耐心地持續，才能使毛髮恢復元氣。

第五章　黑髮復甦

製造新生髮劑的關鍵

我和生髮劑接觸是因以下的關鍵。當時我在德島大學皮膚科學教室，當時在香川縣丸龜市的富士產業，請我進行沐浴劑的臨床實驗。這個公司目前販售武田藥品，據說具有很好的保溫、保濕效果，成爲擁有各式皮膚疾病煩惱者的肌膚護理沐浴劑，得到極高的評價。進行這個實驗時，我也進行了自己感興趣的實驗，也就是對於與毛髮有關的部分進行「細胞培養」。

取出構成毛髮的各部分，放在塑膠培養皿中培養細胞。最初細胞立刻就死亡，非常地不好，但是過了二年以後，到了一九八六年，細胞開始少量增殖；到了一九八八年後，能夠進行幾個月的長期培養。

有一天，因爲沐浴劑臨床實驗而與我成爲好朋友的富士產業研究所的人，列舉了新的生髮劑，當成下次要開發的商品。我以自己所進行的毛髮實驗爲核心，開始認真地研究，希望能培養出新的生髮劑，就在我所做的毛髮細胞培養受到各界注意時，我決定和富士產業進行確實的合作。

富士產業研究所是充滿幹勁的地方。培養皿中的毛髮細胞的確增加了，但是真的能夠利用這個細胞而發現新的生髮劑嗎？

老實說我不敢確定。因爲無可否認的，我覺得「並沒有治療禿頭有效的藥物存在」，這時該怎麼辦呢？拒絕也不是，不拒絕也不是，還是嘗試一下吧！於是開始蠢蠢欲動。陸續抽出對於生髮、長毛有效的單一物質（各種氨基酸、糖分等）及生藥萃取劑（鐵掃帚、無花果、甘草、大蒜、銀杏等），利用培養精進行毛髮的細胞培養、觀察生髮效果（也就是細胞的增殖促進效果）。

我認爲會產生很大的差距，打開袋子一看，知道其中一種成分展現了效能，這就是後面所述的柿葉萃取劑。勉强採取的實驗卻產生如此明顯的差距，使我認爲「也許這個可行」，於是在下一次的動物實驗中，又發現了出乎意料的有效成分——桑白皮萃取劑，使得臨床試驗不斷地持續研究。

研究毛髮過了十年，終於開發了以往所沒有的劃時代生髮劑。本章將繼續談論這個生髮劑的特徵，及基於治療成績的基礎實驗、臨床實驗及商品開發的插曲等。

生毛效果的評價法

生髮劑最後是要給人使用的，如果對人無效，當然沒有任何意義。開發階段的藥劑沒有辦法發現對於人類脫毛部是否產生外用效果，因此，只能在實驗室進行以下實驗。

1.用動物做實驗

①觀察兔子毛週期變換能的實驗

第二章中曾敘述過，毛從成長期，經過退化期到休止期，再到成長期重複毛週期（參考三十九頁）。脫毛症是成長期縮短、休止期增長。因此，長的休止期變換為成長期，回到正常毛週期的藥劑才是理想的生髮劑。

本實驗是使用紐西蘭白種兔子。這種兔子在出生後二十二週起，所有的體毛進入休止期，五週內維持其特徵（也就是說，與脫毛症非常類似的休止期狀態）。在出生後二十～二十一週時，剪掉背部的毛，確認全部的毛進入休止期，將期待會產生生髮效果的各種藥劑塗抹在背部，與没有塗抹任何東西的部分相比較時，發現毛的生長迅速。這藥劑有將休止期毛變換爲成長期毛的能力，所以是有效的生髮劑。

評價基準經常使用以下的敘述：

著效：與無處置部位比較，休止期縮短四週以上。

有效：與無處置部位比較，休止期縮短二～四週。

無效：與無處置部位比較，休止期縮短二週以下。

②觀察老鼠毛成長速度的實驗

剪掉老鼠背部的毛塗抹藥劑，與什麼都不塗抹的部位比較，發現毛的成長速度較快。由於老鼠易於飼養，所以是以前就使用的方法。但是，因爲脱毛症而休止期延長時

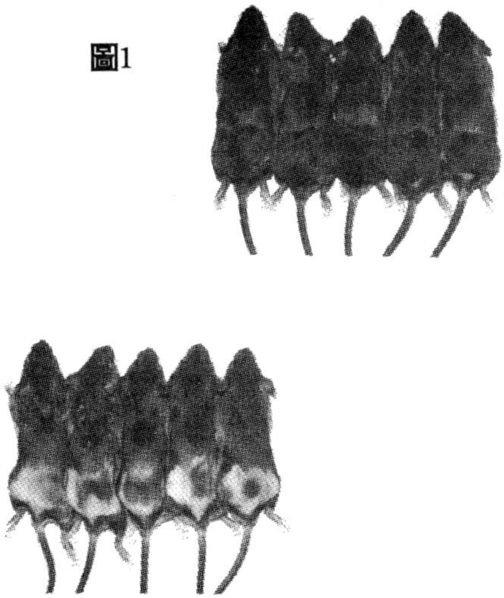

圖1

，會成爲主要的問題。因爲發現並不具有使成長期毛生長的臨床效果，如圖1所示，幾隻老鼠爲一組，將外用藥劑群與不塗抹藥劑群比較。

③其　他

有一種裸鼠是天生不長毛的。這種老鼠不僅沒有毛，而且對於外界的物質不會產生拒絕反應。如圖2所示，在其皮膚內植入人類的毛使其固定。

在這種狀態下，利用各種荷爾蒙劑和生髮劑，以塗抹或注射的方法使用在老鼠身上，結果對於人類毛出現了生毛效果，但是這種老鼠孱弱容易死亡，所以很難飼養。

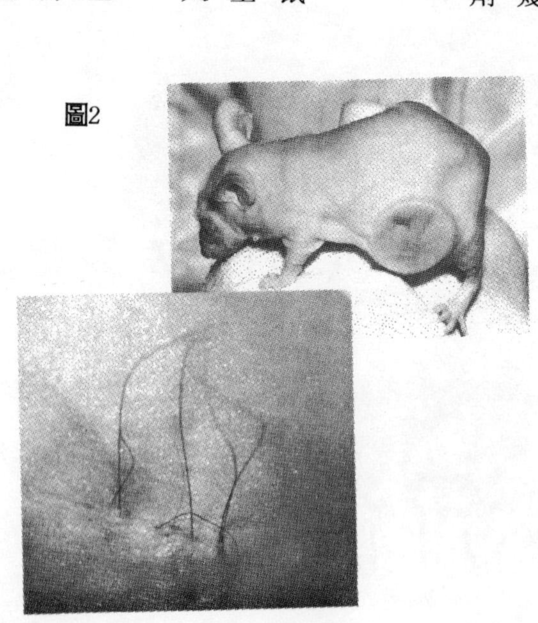
圖2

實驗插曲　其一

使用兔子進行毛週期變換實驗時，在屋頂上飼養兔子。時期是隆冬，「能夠產生如此良好實驗結果的『兔子』在如此寒冷的冬天讓人養在戶外，實在真抱歉。」因此想將關兔子的小籠子移到有暖氣的室內。但是移入暖氣房後，休止期延長，無法產生好的實驗結果（無法進入成長期）。

「看來兔子還是要忍耐寒冷了。」於是只好讓牠們在寒風吹拂的屋頂上繼續忍耐，每天實驗。

實驗插曲　其二

使用牛毛做實驗時，向牧場主人借了一隻牛。背部的毛一半被拔光，實驗終了。將牛送還牧場主人並向他道謝時，牧場主人卻有點怪怪的，看到他不高興的樣子。

「我從來沒聽說過有這種作用，你看，牛已經壓力積存，非常可憐，恐怕長不好了。」因此要求買一隻牛的賠償金做爲道歉的金額。我們當然提出反對的話語，他卻說：「我是獸醫，最了解這一點了！」結果付給他三十萬日幣。

2.使用毛細胞培養系統、器官培養系統做實驗

這是較新的生髮效果評價法。以往在培養皿中會死去的細胞，藉著培養技術的進步長時間培養，與動物實驗不同，使用人細胞做實驗，當然非常地好，大致分為以下二種：

①細胞培養系統

拔下人類的毛，下方部附帶白色的毛包（最下部爲毛球部）（圖3—上）。輪切之後出現如圖3—下所示，毛周圍的毛包細胞排列。將這個毛包使用氧，使一個個細胞分散，植入培養皿中，一週内培養皿底部出現如圖4的鋪石狀毛胞細胞。

在培養液中加入期待具有生髮效果的藥劑，如果毛包增殖速度加快，即表示這個藥

圖3

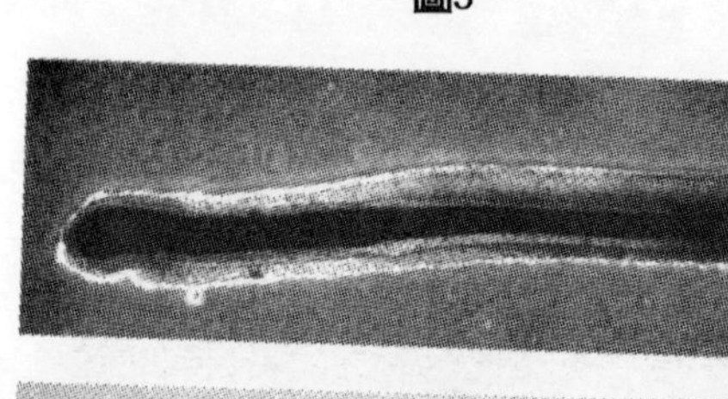

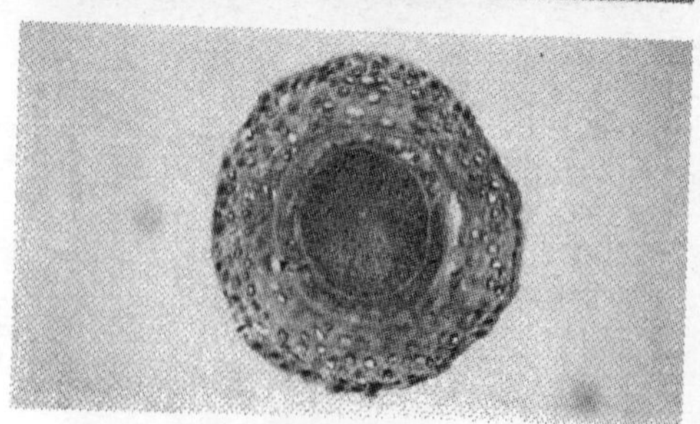

劑有效。如果毛包細胞增殖，小毛包會變大，因此小的休止期毛包，會變爲大的成長期毛包。利手此法短期間內就了解結果，並且效果能定量地以數字表現，在各設施廣泛採用。

②器官培養系統

並非將一根毛的各個細胞分散，而是直接培養一根毛。在培養液中加入藥劑，如果毛生長迅速，就表示具有生髮效果（圖5）。實際上使人毛生長，因此是很好的方法，但是還是有些問題存在。

其一就是毛的生長期間受限。僅僅一週內毛就無法生長了，其間毛只生長了一㎜，

圖4

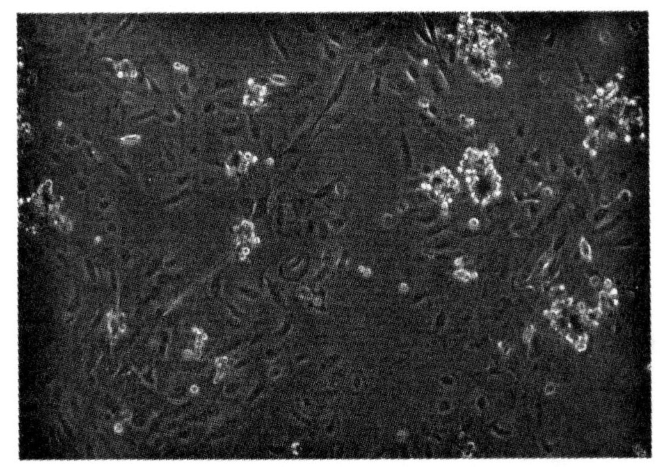

因此很難發現這個藥劑的效果。

最麻煩的就是，這個器官培養用的毛不能是掉落的毛，必須利用腦外科手術剩下的頭皮，然後再利用剪刀、鑷子等採取「仍然附著毛包周圍組織的毛」，否則就無用，所以要確保實驗材料非常困難。

因爲這個緣故，本法尚未普遍化，但仍希望培養皿中有長長幾公分的毛出現。

圖5

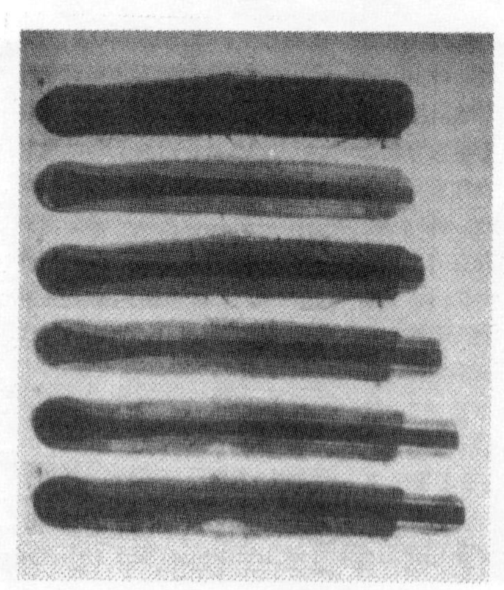

實驗插曲　其一

毛的細胞培養是非常纖細的實驗。一點打擊或稍不注意就會使實驗結果化爲泡影。這次使用新的實驗用的毛髮。研究員依序提供毛髮，大約拔了一百根左右的毛，其中有個人是十～二十根頭髮才有一根附著毛包（細胞培養時所使用的白色部分）。

「再一根，還是不行！再來一根，咦，還是不行！」在大家拔頭髮時，他竟拔了一千五百根。地板上堆滿了頭髮，大家都啞然失笑。通常只要拔一百根頭髮就能得到「帶有毛包的毛髮」，而這個人卻比大家多拔了十五倍的頭髮。拔了這麼多頭髮，發現自己毛髮的實情及想像到未來的情形，真是令人感到同情。甚至連頭皮都可以看清楚。

「這樣一來我沒有辦法做生髮劑的臨床實驗……」，他最後說了這句話，大家都笑不出來，他自己也很憂鬱。

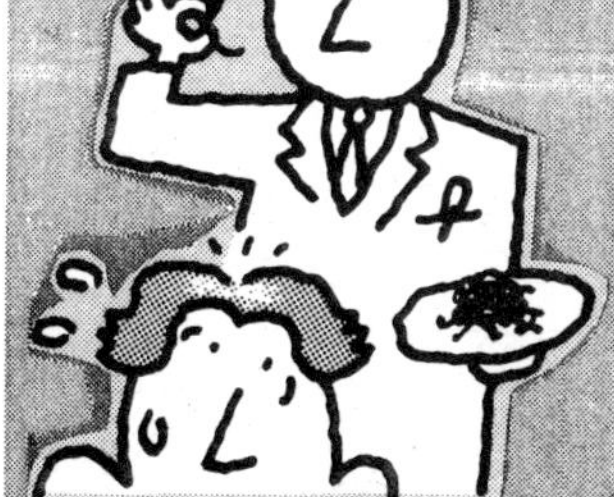

實驗插曲　其二

根據文獻記載「在培養皿下加入牛眼晶狀體就能使毛包細胞增殖」，因此大家認爲「趕緊試試看吧！」在屠宰場要了三十個牛眼球。發現牛眼睛瞪著自己看，覺得很不舒服。驚恐的女性研究員手上拿著手術刀，結果卻無法挖出所要的東西。用力握著手術刀，一切下去，眼球的內容物「黑色膠狀物質」砰地飛了出來，命中她的臉，她哭哭啼啼地洗臉時大家都安慰她說，「卸妝後看到了自然肌膚還是一個美人嘛！」但是她卻無法從震撼心恢復過來，從此以後，大家都戴著口罩進行作業了。

實驗插曲　其三

「生髮劑實驗所使用的毛與其使用『正常人的毛』還不如使用『脫毛症患者的毛』要好」，因此，利用桑白皮萃取劑實驗時請求A先生提供頭髮，他很爽快地答應了，在一團和氣的氣氛中順利地進行拔髮的作業。但是拔了一百根後A先生突然沉默不語了。到底是怎麼回事呢？看他紅著臉、汗流浹背，然後說「還是不行，好不容易長長的頭髮，請你不要再拔了」，當然不可能要求拔下的頭髮再長回頭上，但是要求立刻終止實驗。一百根是不是拔得太多了呢？也許六十根他就不會生氣了吧！真是的。

發現有效成分

「真的有能夠生髮的生髮劑嗎？」背負著這個沉重的課題，反覆地思考錯誤。累積三年的失敗經驗，「還是不行嗎？」實驗室中衆人都感到疲倦……，終於出現了戲劇性的結果。真的出現了有利於長毛的生髮劑，請繼續看下吧！

1. 動物實驗中發現桑白皮萃取劑

在觀察兔子毛週期變換能實驗中，當成生髮劑非常有效之成分的桑白皮萃取劑，終於被發現了。以下敘述實驗方法和結果。

①實驗方法

在出生後二十二週齡的紐西蘭白種兔子的背部利用電動剃刀除毛，畫分爲八個區域，在各區域每天塗抹一次被驗藥劑。

②被驗藥

除了桑白皮萃取劑外，還有左列藥劑。

•被驗藥1、2、3、4（從桑白皮抽出的有效成分）。

如圖6所示，桑白皮塗抹在四個區域。利用七〇%乙醇從桑白皮中抽出有效成分，其中乙醚可溶部當成被驗藥1.，乙酸乙酯可溶部爲被驗藥2.，n—丁醇可溶部爲被驗藥3.，水可溶部爲被驗藥4.。

•被驗藥5

市售生髮劑A（配合十五烷酸甘油酯）。

根據報告具有兔子毛週期變換作用，因此試用。

•被驗藥6

圖6　桑白皮萃取劑的抽出方法

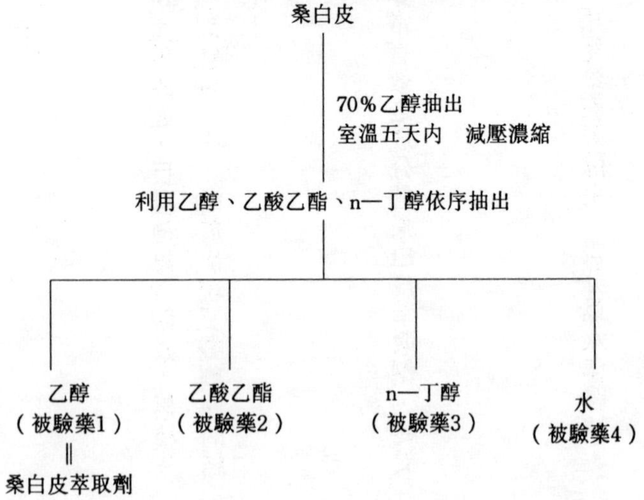

桑白皮

70%乙醇抽出
室溫五天内　減壓濃縮

利用乙醇、乙酸乙酯、n—丁醇依序抽出

乙醇（被驗藥1）＝桑白皮萃取劑
乙酸乙酯（被驗藥2）
n—丁醇（被驗藥3）
水（被驗藥4）

市售生髮劑B（配合醋酸生育酚）。
是當時最新的生髮劑。

• 被驗藥7

醫藥品生髮劑C（配合鹽化カルプロニウム）。
這是唯一適用於健康保險範圍的生髮劑，因此爲了觀察其效果而使用。

• 被驗藥8

七〇％乙醇
是這些被驗藥的溶媒。溶媒不是主要成分，但不知溶媒是否有效，因此要加以檢查。

③評價基準

• 變換促進

著效：與無處置部比較，具有四週以上的變換促進（縮短休止期）。
有效：與無處置部比較，具有二～四週的變換促進（縮短休止期）。
無效：前記以外的情形。

・發毛狀態

＋＋＋：毛的密生顯著

＋＋：有明顯的長毛現象。

＋：只有一點長毛現象。

－：完全不長毛。

④實驗結果

圖7表示外用第三週兔子背部（箭頭）照片。塗抹被驗藥1時，產生變換的成長期有顯著的長毛現象，其他部位沒有長毛。

表1是進行七週的實驗結果。被驗藥1與不塗抹任何東西的部分相比較時，休止期縮短爲五週，有著效。被驗藥5休止期縮短了三週，視爲有效，其他全都無效。

圖7

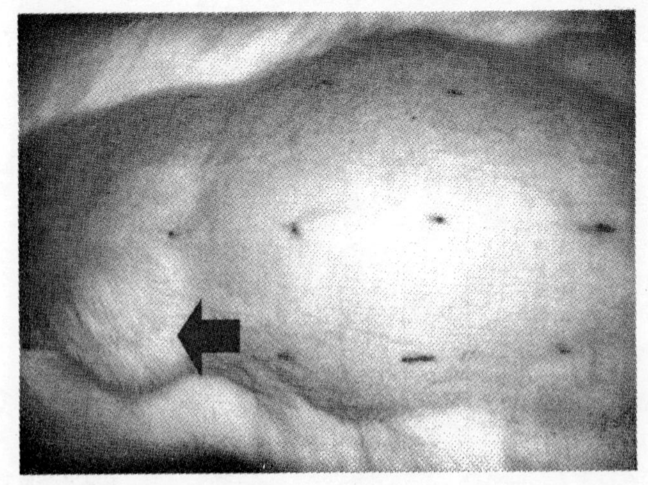

由以上所述，利用七十%乙醇及乙酸乙酯抽出的桑白皮被驗藥1，具有強力的毛週期變換作用，將其命名爲「桑白皮萃取劑」，並繼續進行以後的臨床實驗。

但是，桑白皮萃取劑中到底含有何種成分呢？爲了回答這個疑問，將桑白皮萃取劑稍微精製，利用色譜法分析（圖8）。

左側表示脂溶性物質（易溶於油），右側表示水溶性物質（易溶於水）的一些顛峰期，根據結果顯示，有六種物質存在其中（有六個大顛峰期）。具體而言，到底是哪六種物質呢？

這將是今後的檢討課題，例如多酚等配糖體（植物中所含的有機化合物之一，爲人類細胞的營養源）物質可能是有效成分。

表1　外用結果

		外用期間（週）						
		1	2	3	4	5	6	7
藥劑名	被驗藥－1*1	－	＋	＋＋	＋＋＋	＋＋＋	＋＋＋	＋＋＋
	被驗藥－2*1	－	－	－	－	－	－	＋
	被驗藥－3*1	－	－	－	－	－	－	＋
	被驗藥－4*1	－	－	－	－	－	－	＋
	市售生髮劑A*2	－	－	－	＋	＋＋	＋＋＋	＋＋＋
	市售生髮劑B*3	－	－	－	－	－	＋	＋
	醫藥品生劑C	－	－	－	－	－	＋	＋
	70%乙醇	－	－	－	－	－	＋	＋
	無處置部	－	－	－	－	－	－	＋

＊1. 固體成分含有1%　＊2. 含有4%十五烷酸甘油酯　＊3. 含0.05%醋酸生育酚

2.利用細胞培養系統實驗發現柿葉萃取制

使用培養毛包細胞的實驗檢查百種以上的單一物質，生藥在檢證，發現了有效成分——柿葉萃取劑。

以下敘述實驗方法及結果：

①實驗方法

從志願者的頭皮拔下的毛髮取出成長期毛包（毛根部的白色部分），利用胰蛋白酶（蛋白分解酵素）分散爲各個細胞，植入培養皿中，於培養皿中加入被驗藥加以培養，二週後及四週後數細胞數，與未加入被驗藥時的細胞數相比。

圖8　桑白皮萃取劑的色譜圖

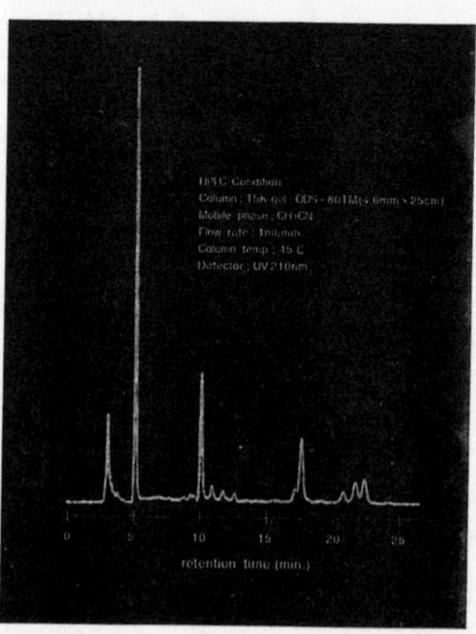

②被驗藥

將柿葉切細，浸泡在七〇％的乙醇中，抽出乙醇可溶成分，再溶解於乙酸乙酯中取出乙酸乙酯可溶部分。這些抽出物質是全黑色的，不能當成生髮劑使用，因此，只好利用活性炭處理脫色，而形成「柿葉萃取劑」（圖9）。這個柿葉萃取劑以〇・一、一、十ug（微克）／ml的濃度加入培養液中。

圖9　柿葉萃取劑的抽出法

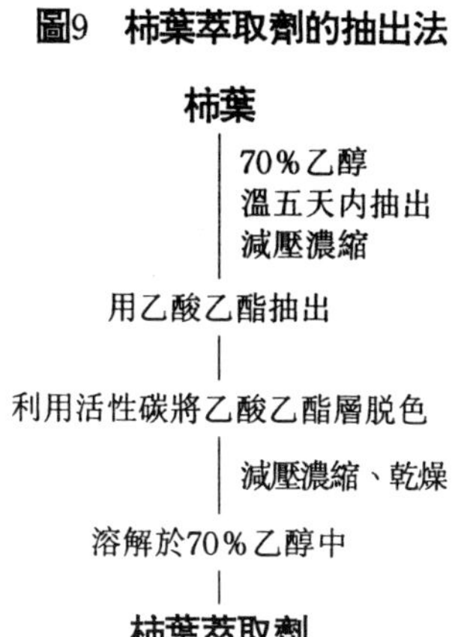

圖10　柿葉萃取劑的毛包細胞增殖促進效果

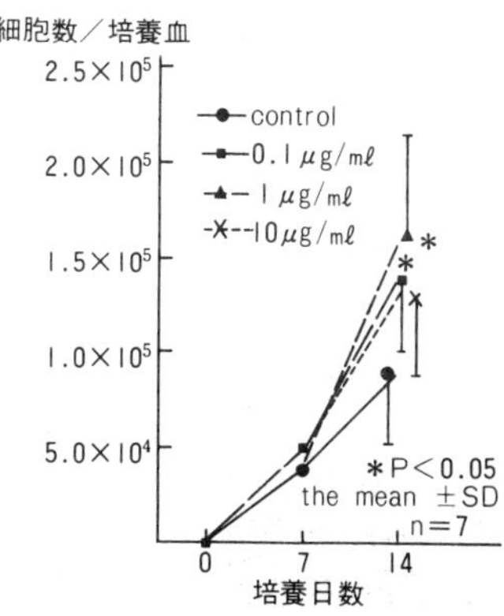

③實驗結果

培養二週後、四週後的細胞數如圖10所示。未加入被驗藥（控制）的情況下，四週後的細胞數只是1.0×10^5而已，加入被驗藥群的細胞數約爲1.5×10^5，增加了一·五倍，也就是說，柿葉萃取劑能強力促進構成毛的毛包細胞增殖。對於臨床實驗而言，可以期待其產生極大的長毛促進作用，因此，又進行以下的臨床實驗。

利用以上方式得到的柿葉萃取劑到底含有哪些成分呢？爲了加以了解，因此將柿葉萃取劑再精製後，和桑白皮萃取劑同樣地利用色譜法解析（圖11）。左側是易溶於油的脂溶性物質，右側是易溶於水的水溶性物質。有十個大的顛峰，而這個柿葉萃取劑至少是由十種以上的物質所構成。到底是哪十個物質，目前仍在檢討中。根據推測，可能是樟腦等營養分爲主要成分。

圖11　柿葉萃取劑的色譜圖

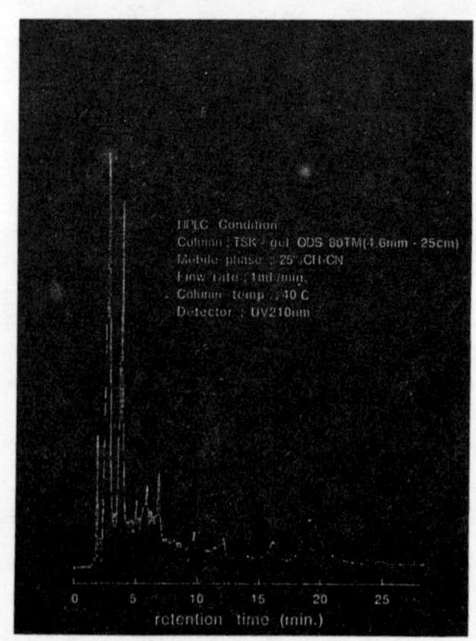

臨床實驗

實驗結果發現桑白皮萃取劑與柿葉萃取劑是非常有效的成分。但若對於脫毛症患者不具有實際外用時的生髮作用，就沒有任何意義。於是從當時脫毛症門診中找出適當者外用這種萃取劑。結果，正如我們的預估，產生了極佳的生髮效果。趕緊來看「實際使用者頭部照片」，繼續探討生髮效果。

1. 試驗方法

①被實驗者

男性型脫毛症患者　二〇九名（二十六～七十一歲）

女性瀰漫性脫毛症患者　七十二名（三十二～八十歲）

②被驗藥

桑白皮萃取劑單獨（〇·七％濃度）。

柿葉萃取劑單獨（〇·三五％濃度）。

桑白皮萃取劑、柿葉萃取劑等量混合物（各濃度與前記相同）

以三種型態進行臨床實驗，得到大致相同的結果。將結果整理如後。但是，硬毛的新生顯著改善的情形，以二者混合物比各自單獨使用的成效更好。

③外用量、外用方法、外用期間

一天二次（早、晚），每次塗抹二ml於脫毛部。外用期間爲三～六個月。

④臨床評價的基準

·觀察項目

利用治療前後的照片拍攝觀察、評價軟毛及硬毛的新生情形。與其他的生髮劑不同，關於掉毛的增加、減少等，不在觀察項目之內（因患者的主觀會影響結果，而缺乏客觀性）。

・改善度

以左記三階段評價。

顯著改善：認定硬毛的新生。

改善：認定軟毛的新生。

不變：毛髮沒有新生。

2.試驗結果

①男性型脫毛症

・改善率

如以下所述，得到很好的成績。有六十％的人出現了一些長毛作用。十五％的人長出硬毛。

顯著改善：十五％（三一／二〇九）。

改善以上：六十％（一二六／二〇九）。

・請看顯著改善例的臨床照片。頭頂部的脫毛巢有顯著的長毛現象。

《症例1》36歲，各種分類Ⅱ型，初期

對於挖掘化石有興趣，經常帶鋼盔而禿頭受診，經由六個月的門診大略治好。

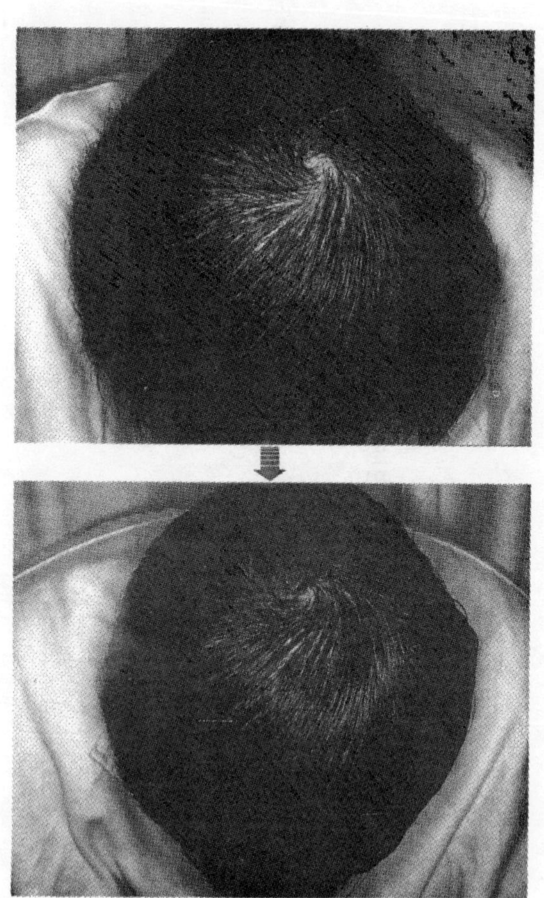

《症例2》33歲，各種分類Ⅳ型，中期

被妻子指出掉毛之後受診，在半信半疑的心態下開始治療。三個月外用藥劑大略治好。這個狀態持續三年。

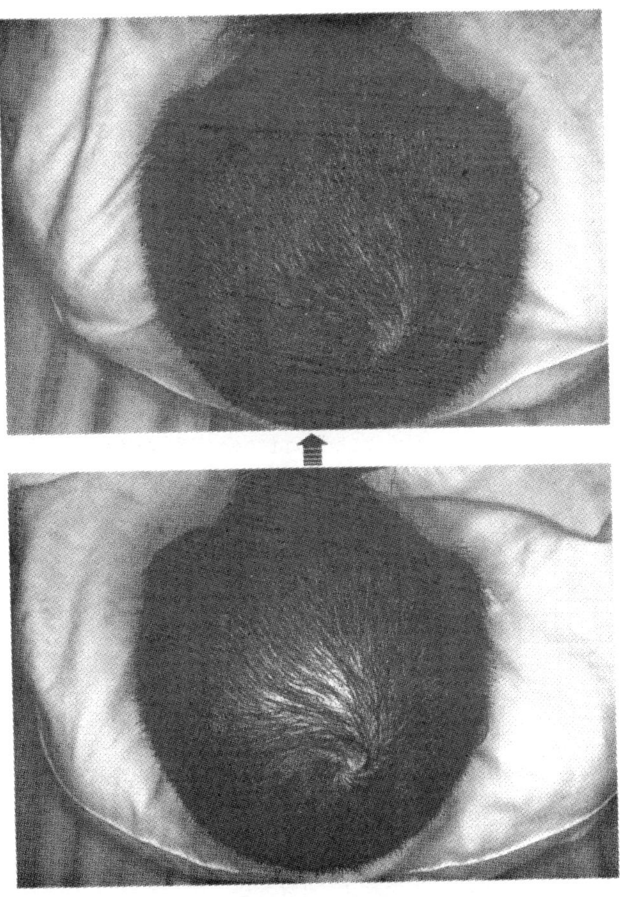

《症例3》52歲，各種分類Ⅱ型，中期

頭髮逐年稀疏而放棄治療。在朋友的介紹下到本院受診。外用數週後少掉毛。六個月內大略治好。

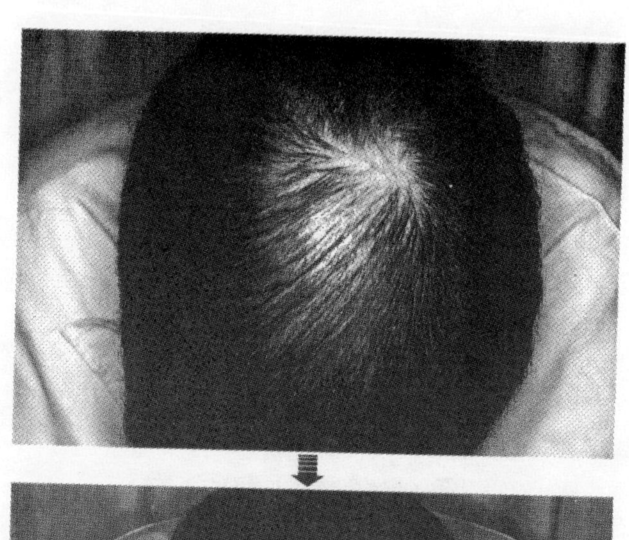

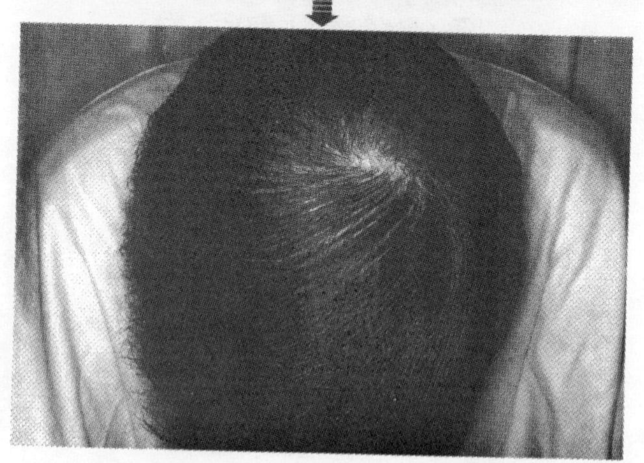

《症例4》32歲，各種分類Ⅱ型，中期

因濕疹治療而到皮膚科就診時，看到本科別，認爲「好吧！治不好也沒關係」的心情開始脫毛治療。外用六個月，脫毛巢廣泛範圍内長出硬毛，和以前完全不同。

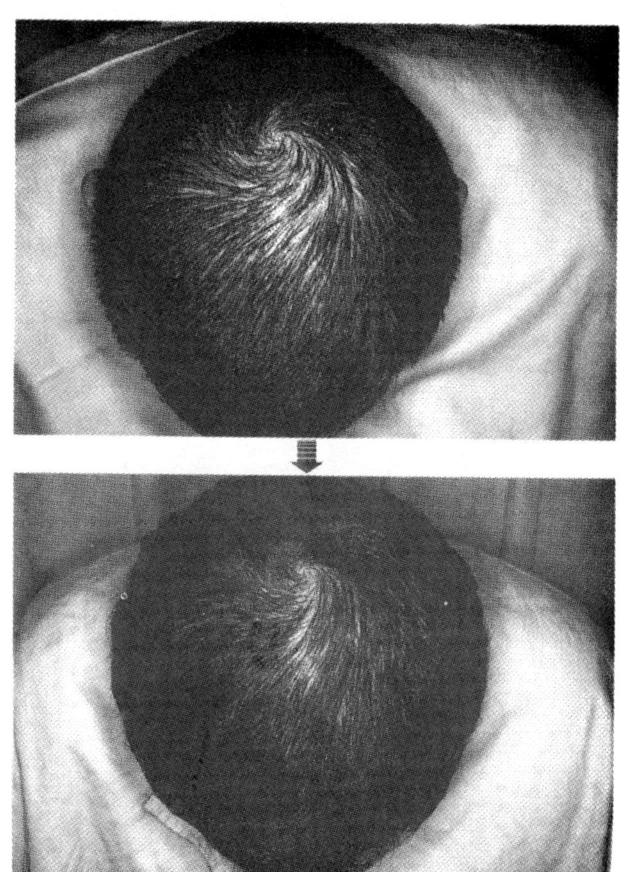

《症例5》57歲，各種分類Ⅳ型，中期

經營衣料品店，希望永遠保持年輕一點而受診。外用四個月出現顯著長毛現象，全店中的從業員都感到驚訝！

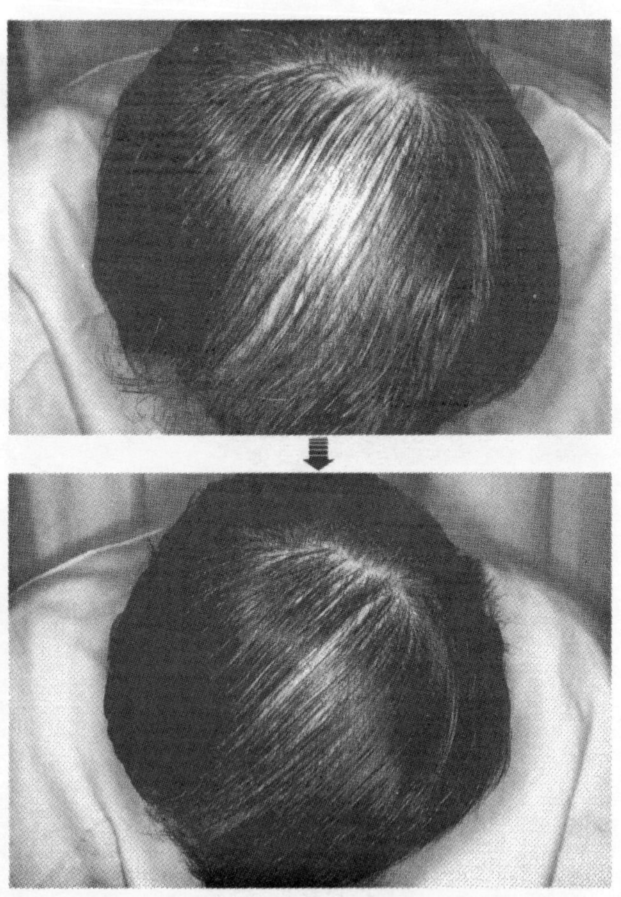

《症例6》57歲，各種分類Ⅳ型，中期

喜歡打網球的運動員。退休前希望恢復年輕而受診。外用六個月後看起來完全不同，長了頭髮，全周圍的人感到驚訝。因此據說網球技巧都提升了呢！

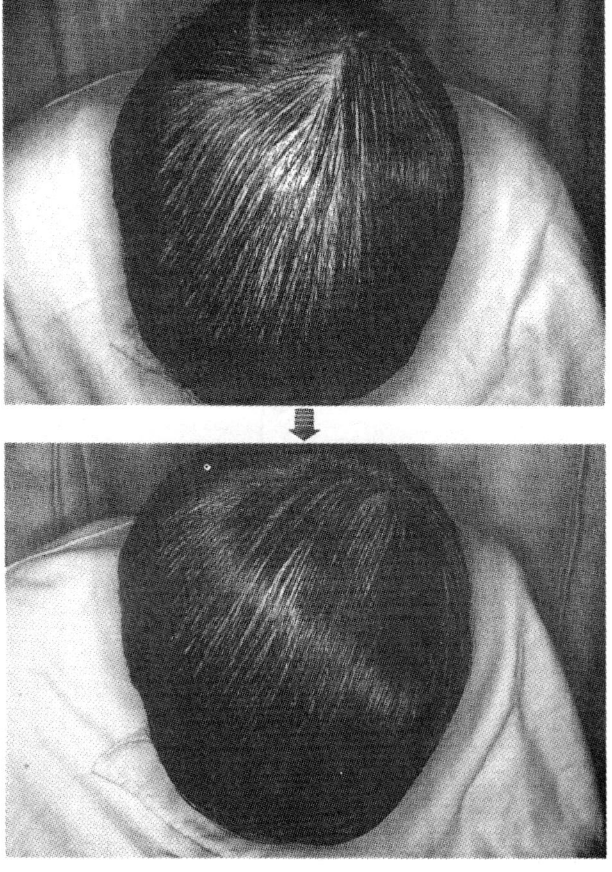

《症例7》61歲，各種分類Ⅱ型，中期

年輕時非常英俊，以花花公子自居，但還是無法戰勝年紀。脫毛情形不斷惡化後就診。外用五個月，頭髮年輕了十歲，據說很受女性歡迎。

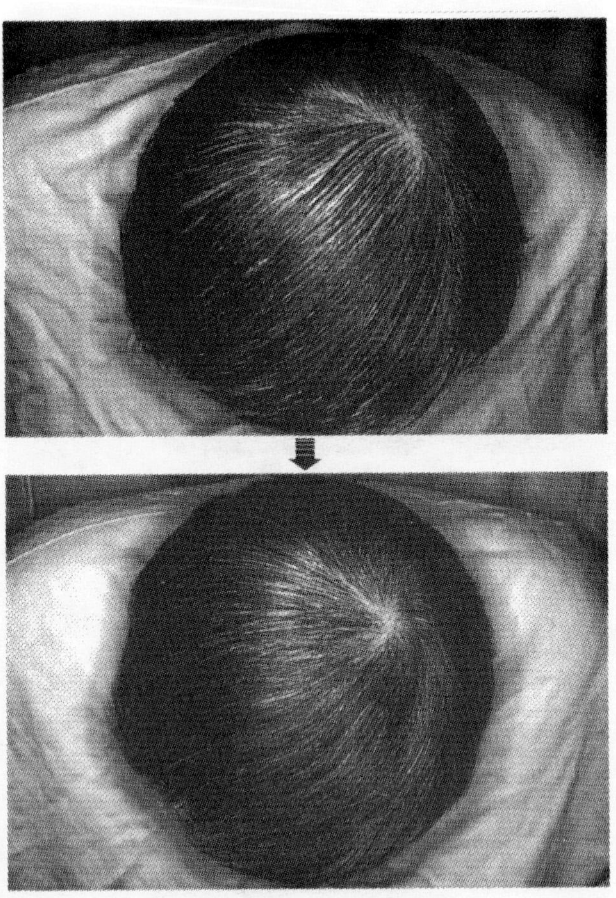

《症例8》58歲，各種分類Ⅳ型，末期

因接受宿疾心臟病的手術恢復元氣，因此想「治好脫毛症」而就診。看似絕望的末期症狀的頭卻長了新的頭髮。但因症狀已經惡化，未完全治好。

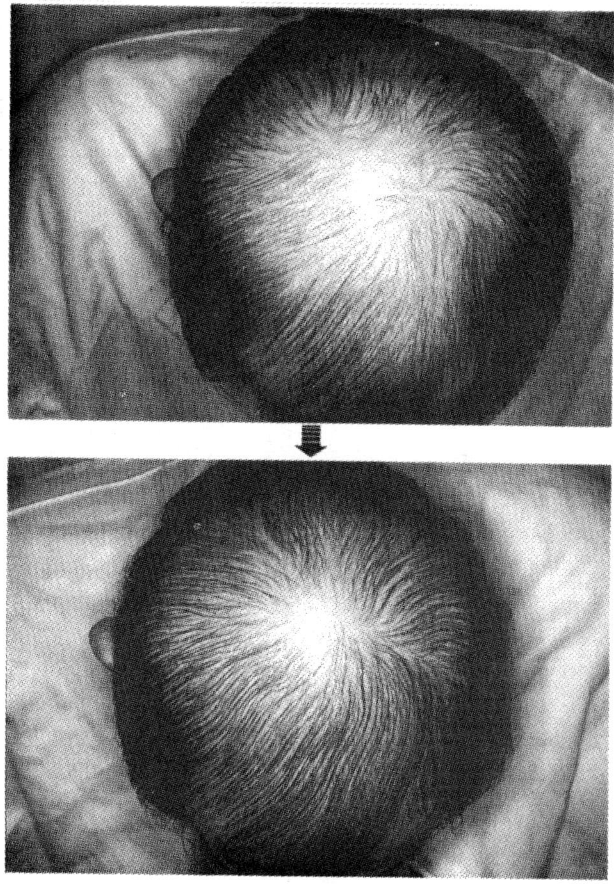

②女性的瀰漫性脫毛症

•改善率

如以下所述，比男性型脫毛症的成績更好。六七％的人出現一些長毛現象。二五％的人長出硬毛。

顯著改善　二五％（一九／七二）

改善以上　六七％（四八／七二）

由此可知改善率高於男性型脫毛症，理由何在呢？是由於女性瀰漫性脫毛症與男性荷爾蒙無關的緣故。男性型脫毛症加上老化等「女性瀰漫性脫毛症的發症要因」，以及男性荷爾蒙的作祟，因此改善力較差，較難治療。

•以下介紹顯著改善例的臨床照片。女性特有頭頂部的脫毛巢都有顯著的長毛現象。

《病例1》76歲，初期

年輕時以一頭秀髮爲傲。過了七十歲後頭髮逐漸稀疏。「可能無法再長了吧！」在半放棄的心態下開始治療。六個月後長出很多頭髮，令本人和兒孫感到驚訝！

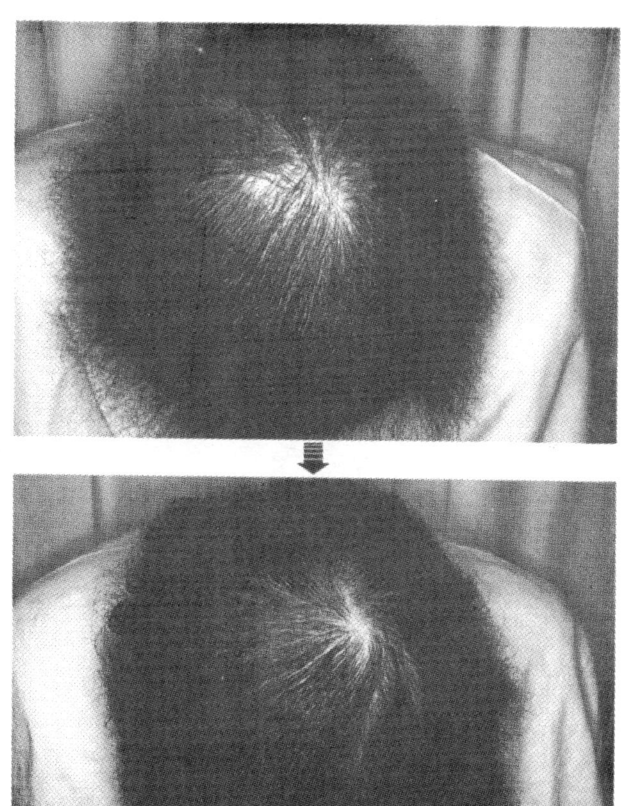

《病例2》67歲，中期

感到煩惱，打算買假髮……到脱毛症門診治療。六個月外用後頭髮膨鬆，不需要戴假髮。「太棒了，得到一百萬日幣了！」這是她的説法，我也有同感。

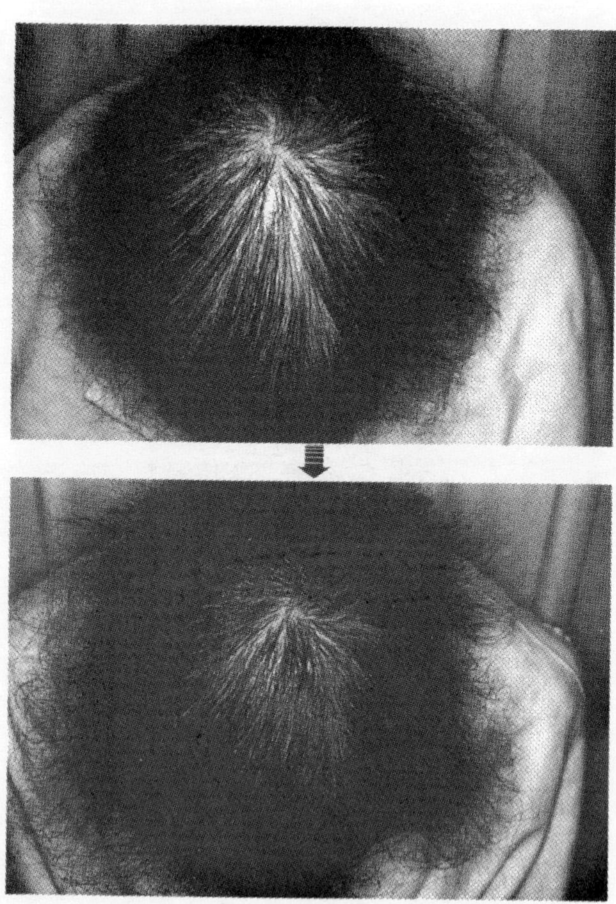

《病例3》49歲，末期

經營餐飲業。有一天忘了戴假髮上班，覺得很難爲情。後來可能因爲自己的脫毛現象而羞慚，客人也隨著減少，於是下決心受診。出現相當好的長毛現象。可是因爲已是末期，所以很難治癒。

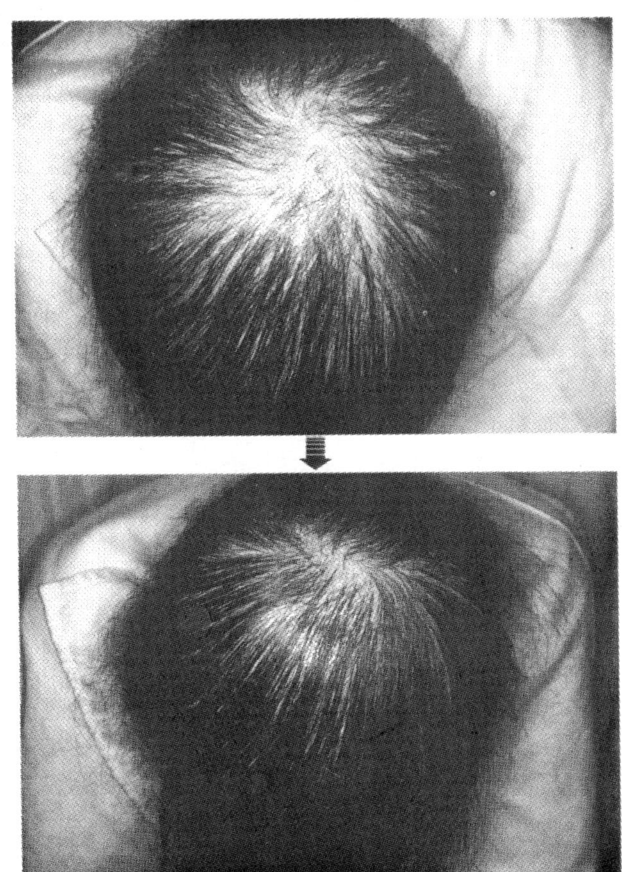

＊外用萃取劑的濃度

桑白皮萃取劑爲〇·七％，柿葉萃取劑爲〇·三五％濃度。濃度愈濃，皮膚會出現各種刺激反應，而且顏色和氣味太强使用感不佳。此外，價格昂貴，這些都是不良要因。如果再加以稀釋，則會降低效果。

必須考慮以上要因決定最佳濃度。以生藥類爲主要成分的生髮劑市面上很多，但這些濃度大多爲桑白皮萃取劑、柿葉萃取劑的十分之一到百分之一，當然依生藥種類不同，最佳濃度互異，但濃度太快可能效果不佳。

影響生髮效果的因子

——病型、病期、年齡、季節等——

由先前叙述，各位已了解桑白皮萃取劑、柿葉萃取劑都是有效的生髮劑。接下來大家會注意的是「這個萃取劑對我有效嗎？」我們説的脱毛症有各種不同類型。此外，脱毛的程度、患者年齡也各有不同，因此，當然會產生不同的生髮效果。

以下就這些因子探討對生髮效果的影響，也就是説，是否能期待頭上再長頭髮。這些都是以往的生髮劑所沒有的劃時代資料。

1. 男性型脫毛症

根據臨床資料，六〇%的人會有長毛現象，十五%的人會長出硬毛。那麼「到底對哪些人有效呢？」以下詳細敘述。

①病型、病期別改善率

所謂「病型」指脫毛的型態，如圖12所示，分爲I型到Ⅳ型。「病期」則指脫毛的階段（進行的程度），分爲初期、中期、末期。各種病型、病期的改善率如圖所示。例如Ⅳ型中期者，頭頂部有六〇%的改善率（六十%的機率出現軟毛，或是硬毛的新

圖12　男性型脫毛症的病型、病期別改善率（%）

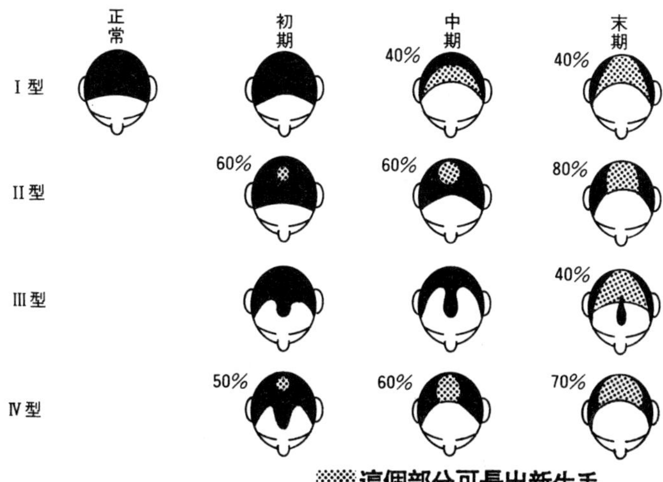

生）。病型別則是Ⅱ、Ⅳ型（頭頂部）的改善率較高，Ⅰ、Ⅲ型稍低。理由不明，也許是因爲Ⅰ、Ⅲ型比其他二型軟毛殘留較少的緣故。

病期別則是以中期、末期改善率較高，理由不明。可能是初期時疾病的勢力較强，藥效較難顯現。較深入推測，可能是初期以年輕人較多，年輕人的男性荷爾蒙勢力較强，因此營養劑桑白皮萃取劑及柿葉萃取劑並非不夠。但以新生毛的生長情形來看，在初期掉毛面積較小的患者會實際感受到「情況好轉了」；如果頭的大半部都出現掉毛狀態時，即使髮際稍微長毛，對於整個大勢而言不會造成影響。

必須注意的是前頭部不列入評價的對象中。亦即，新生毛僅見於頭頂部，前頭部並未出現長毛的跡象，爲什麼呢？

因爲頭頂部脱毛是男女共通的現象，主要原因是老化或動脈硬化引起的「毛的營養失調」（男性荷爾蒙多少也會造成影響）。另一方面，前頭部脱毛是男性特有的現象，與男性荷爾蒙有密切關係，在治療上光用營養劑是不夠的（與抑制男性荷爾蒙作用的抗男性荷爾蒙劑併用也許能得到某種程度的效果）。

②年齡別改善率

來到脫毛症門診的患者有的會說「已經六十歲了，是不是太遲了呢？」或是「年紀大了，還可以使用藥物嗎？」很多高齡者似乎不認爲具有生髮效果。真是很難爲情，甚至連我這個專門治療脫毛症的人都認爲「愈年輕頭髮應該長得愈好」。

但是……。請看年齡別改善率（圖13）。改善率以高齡者較高。以二十歲和六十歲的人相比，六十歲的人較容易長頭髮。這的確是令人驚訝的事實。爲何愈高齡者對桑白皮萃取劑及柿葉萃取劑愈有效呢？

可能是受男性荷爾蒙的影響。年輕人男性荷爾蒙的威力較强，當然對於治療就會產生抵抗性（無法產生治療效果），到了高齡以後，男性荷爾蒙的勢力減弱，出現所謂「中性化」的狀態，容易對生髮劑產生反應。

另外一點就是高齡者的掉毛原因大多是伴隨老化而造成的。老

圖13　男性型脫毛病的年齡別改善率（％）

21～40歲	41～60歲	61歲～
56	60	69

化和動脈硬化的營養失調，造成對桑白皮萃取劑和柿葉萃取劑的營養劑就能產生效果。可能是由於這些理由，此外，青壯者與高齡者比較，高齡者較有餘裕的時間，因此能規律正常地外用生髮劑，而產生效果；年輕人則因宿醉或經常出差而無法正常使用藥劑，也是原因之一。

③季節別改善率

經常聽人說秋天容易掉頭髮。夏天的疲勞到了九月、十月初時開始掉頭髮，具有很大的個人差異，有的人不會掉頭髮，有的人如照片所示，頭髮掉得很多。

這些自然掉髮的變動對於生髮效果會造成什麼影響呢？生髮效愈該是在一年中平均得到的效果才對。爲了回答疑問，以下介紹季節別的改善率（圖14）。

每三個月加以整理資料，發現四、五、六月時毛生長得最

圖14　男性型脫毛病的季節別改善率（％）

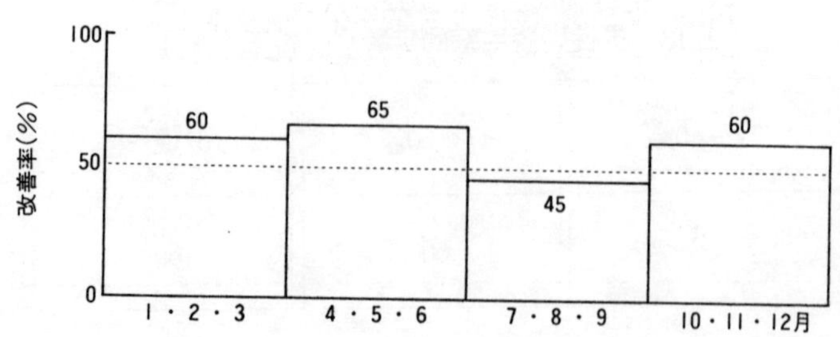

好，相反地，七、八、九月時很難生長。也就是說，秋天掉毛時期的生髮效果差，其原因是：

- 夏季的體力減退或過度洗髮導致頭髮受損。
- 紫外線或高溫導致頭皮受損。
- 發汗導致生髮劑吸收不良。

可能有以上的因素。

我所居住的高知市是個狹窄的城市，在步行上班中途會遇到一些脫毛症患者。當我對他們打招呼時發現，如果是夏天，他們的額頭上會好像才剛淋浴過似地汗如雨下，看到這種情形我不禁想到「嗯，難怪沒效！」

當然這是高知市暑熱地方的資料，像北

圖15　女性彌漫性脫毛症的病期別改善率（％）

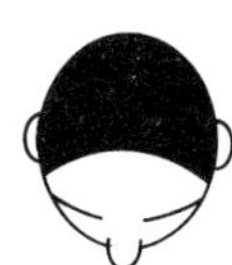

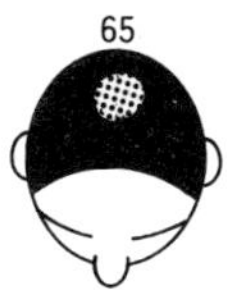

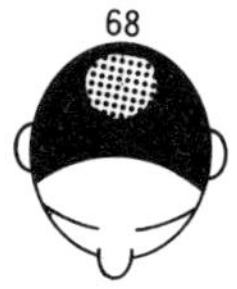

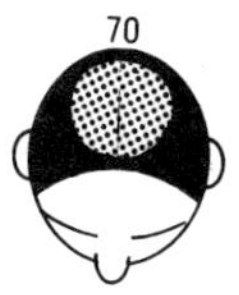

圖16　女性彌漫性脫毛症的年齡別改善率（％）

21～40歲	41～60歲	61歲～
50	63	76

海道等寒冷地方可能就會出現不同的結果。

2.女性的瀰漫性脫毛症

這種脫毛症的改善率(顯著改善二五%,改善以上六七%)先前已經敘述。在何種情形下生髮劑較有效呢?以下爲各位詳述。

①病期別改善率

與男性不同的是病型只有一種(就是頭頂部脫毛)而已。以下探討病期別改善率。圖15顯示病期別的改善率。與男性不同的是,並沒有一定的傾向,不論初期或末期都可以期待某種程度的長毛。

②年齡別改善率

男性型脫毛症愈是高齡者改善率愈高,女性又如何呢?圖

圖17　女性瀰漫性脫毛症的季節別改善率(%)

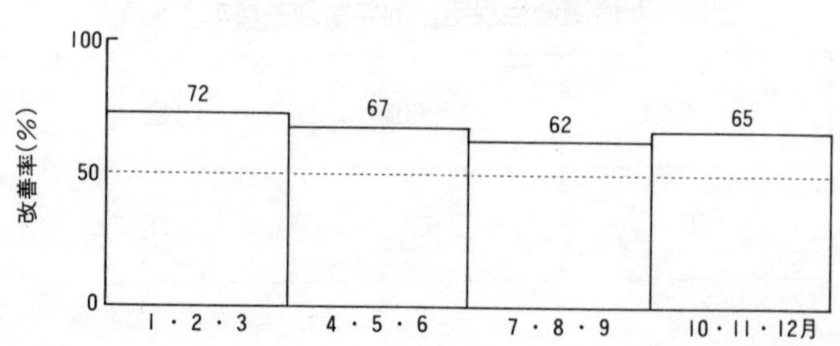

16顯示年齡別改善率。高齡者（六十一歲以上）與年輕人（二十一～四十歲）比較時，能夠得到較高的改善率。理由有以下幾點：

- 年輕時發症與病態脫毛因子有一些關係，疾病的威力較强。
- 年輕人洗髮和梳髮等過度的護髮，造成不良的影響；高齡者不會如此過度的護髮。
- 與年輕人相比時，高齡者的時間較充裕，能夠規律、正常地外用藥劑。

③季節別改善率

季節改善的變動如圖17所示。與男性不同，並沒有出現很大的變動。也就是不論在任何季節外用，都會產生很好的結果。其原因是，女性不像男性一樣，夏季時體力會減退。此外，與男性比較時，在屋外的時間較少，較能避免紫外線、高溫、發汗的脫毛要素。

以上是關於男性型脫毛症、女性瀰漫性脫毛症患者的「效果情況」。相信各位已經了解自己的頭能夠生髮的機率有多少。到目前爲止並沒有如此詳細分析生髮效果的書籍出現，因此期待這些資料對各位有所幫助。

也許有人會說「到目前爲止市面上有很多生髮劑，到底哪一種特別有效呢？」這個桑白皮萃取劑、柿葉萃取劑與以往的藥劑到底有什麼不同呢?其中之一就是利用動物實驗和培養細胞做基礎實驗，以很多患者爲對象進行臨床實驗，而確認其有效性。這個實驗成績也在皮膚科學會發表。

圖18爲關於這個生髮劑的發表學會的資料。去年度在東部分部總會、中部分部總會、西部分部總會的資料，以及今年五月在芝加哥舉辦的The Society for Investigative Dermatology（研究皮膚科學會）的抄錄。

在雜誌或電視上打廣告當然很好，但在聚集皮膚科專門醫師的學者加以發表，接受專門醫師的評價，得到衆醫師認定才具有可信度。

圖18

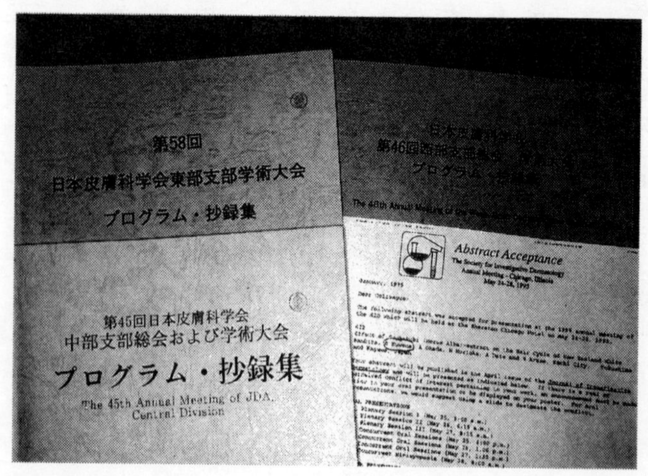

如果大家都相信在皮膚科學會關於生髮劑的發表，就能建立「統一生髮效果的判定基準」，便能提升生髮劑的社會信用性了。現在則是以「個自基準」判定生髮效果，因此比較各生髮劑的有效性非常困難，不知哪一種生髮劑最好。學會所發表的內容論文，刊登在醫學雜誌上。現在我在這些學會中所發表的內容也成爲論文了。

以上爲各位探討關於桑白皮萃取劑、柿葉萃取劑值得期待的臨床效果，最後我要提供接受脫毛症治療的患者們一句口號，也就是「到四十歲爲止還算是初期！」

不論男性、女性過了四十歲以後就能提高生髮效果。此時即使是末期，無法得到生髮的滿足感，但在初期即期待恢復正常並非夢想。如果想以青春的心情享受人生，趕緊補救你的頭髮吧！

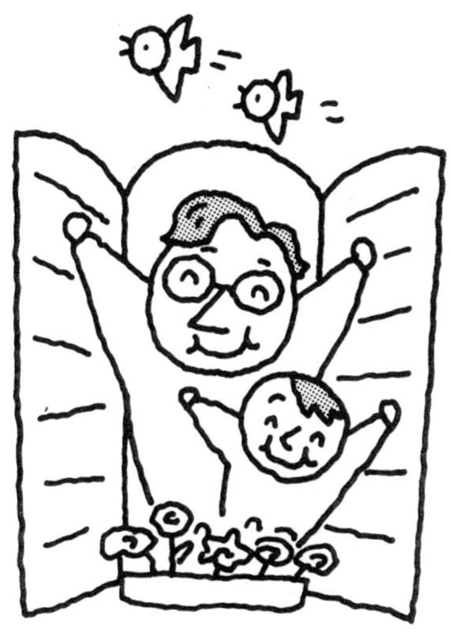

臨床實驗插曲　其一

進行脫毛門診的某一天，一位杜著拐杖的老婆婆走了進來，一看病歷已經九十一歲了。雖然臉上佈滿皺紋，卻表情堅強地說道：「有沒有給老年人的藥呀！」我一開始不知道她在問什麼，我問道：「什麼藥呀？」她指指自己的頭說：「這個、這個。」我以爲她年紀大了在鬧彆扭，因此打算交給她符合保險範圍的膚落精液，但是她佈滿皺紋的臉卻變得更皺了，「不對、不對，不是這個東西。我要只有在這個醫院才能拿到的那個茶色瓶裝的生髮劑……。」結果她拿了兩瓶桑白皮萃取劑得意洋洋地回去了。所以人類不管到了幾歲，「在意的事情還是很在意」。

臨床實驗插曲　其二

有到過其他醫院的患者來到高知紅十字醫院就診，甚至有人乘車五小時從京都前來。有一位K先生經過治療後長出了頭髮，他的一位朋友Y先生知道後，也搭乘K先生的車子來接受門診，但是卻沒有結果。

他心想，自己如此辛苦前來，卻無效……。他又想，可能要自己到醫院就診才有效，那麼以後不要搭別人的便車了。

那麼住在醫院前面卻長出頭髮的O先生你實在太幸運了，萬一搬家時可能要靠自己的力量到醫院就診了。

臨床實驗插曲　其三

七十歲的老婆婆請求看病。雖說對高齡者的療效有限，但還是爲她治療，結果卻長出了濃密的頭髮，使她自己和周圍的人都嚇了一跳。

頭髮真的長出來了嗎？老婆婆不知想些什麼，拼命敲著自己的頭，可能以前在電視廣告上看過這種動作吧！按摩的確很好，但是過猶不及。

我建議她「不可以太過度喔！」她卻充耳不聞，結果後來頭髮全都斷裂了，稀疏的頭髮比治療前更爲嚴重。

臨床實驗插曲　其四

一位中年男性大聲叫嚷著跑入診察室說：「醫生，真謝謝你使我充滿希望地活著！」

正在周圍等待的患者不知到底發生了什麼事而嚇了一跳。

「我想他可能是因爲皮膚癌而接受手術的人」，結果卻是因爲少年禿而感到煩惱的患者，經過本院桑白皮萃取劑治療而長出了頭髮，現在他很高興地向醫生道謝，真希望大家都能得到療效而像他那麼高興。

臨床實驗插曲　其五

原本因禿頭煩惱而長出頭髮後感到驕傲的M先生，希望和各位分享這個喜悅。於是在門診等候時，向其他患者大肆宣傳。

但是他選擇的對象不好，「怎麼可能，你有證據嗎？」對方完全不採信他的話。M先生則說：「我是親自見證，你不要懷疑了！」伸出頭提出反駁的理論。

結果二個人發生了大爭吵，甚至連診察室中都可聽到他們爭吵的聲音。後來我將治療前後的照片讓二人看後，這一幕鬧劇終於落幕了。

臨床實驗插曲　其六

有幾位來自大阪的患者。在阪神大地震的隔天，二月十八日……其中一人打電話來。我心想：「他是不是受到波及了呢？」

我緊張地拿起聽筒時，聽到他很有元氣的聲音說：「因爲地震，高速公路不通，所以我搭飛機來，現在我在高知機場。我現在就到高知醫院來了！」

原來他沒有事，在感到安心的同時，也發現阪神大地震對脫毛症門診也必須負責了。

支持新治療的組織及成員

本章所說明的桑白皮萃取劑是經由基礎實驗、臨床實驗，而提出商品稱爲「黑誕彩」，由富士產業發售。不必刻意到高知日本紅十字醫院，也能得到這種劃時代的生髮劑。

但我有一個擔憂，也就是，以往生髮劑的銷售，都會利用電視、報紙、週刊雜誌等的宣傳來打廣告，想要的人可以到藥局或超市購買，因此，很多顧客會認爲這類東西「無效」。這次我們好不容易開發了有效的生髮劑，結果走錯一步，可能就會遭遇與以往生髮劑相同的命運。

我的這層擔心也經由相關者的協助，建立了以下的銷售系統，以及確立對治療法的醫學支援體制而消除了我的擔憂。

日本醫學生髮協會

這是與生髮劑有關的醫師及銷售員團體。提供社會上因掉髮而煩惱的患者最新的情報及商品。

- 培養高水準的銷售員，確立銷售員的教育系統。
- 使用生髮劑產生的頭皮煩惱及副作用，將給予適當的治療，建立完整的系統。超越銷售員所能處理的問題，則由醫師進行適當的指導。
- 每年提供數次「生髮消息」，讓患者得到最直接且迅速的情報。

日本醫學生髮學會

在醫學界，一般常識認爲『沒有治療禿頭的有效藥物』，因此，現在並沒有認真加以研究。可是，隨著這個劃時代生髮劑「黑誕彩」的開發，整個醫學界開始認真致力於開發生髮劑。

結果，如果能夠開發出更有效的生髮劑，我當然非常高興。因此，該醫師、藥劑師、廠商，以及其他許多人自由入會，希望成立一個大家共同學習的學會。

一年會發行幾次關於生髮、增毛、植毛等的最新情報的雜誌。當然所有的銷售員也需要過目學會的資料，努力提升自己的知識。

畫像診斷系統

減肥的人可以藉著量體重而知道自己努力的成果，但是頭頂是自己無法直接觀察到的區域，因此藉著拍攝整個頭的方法，或擴大整個局部的方法，進行畫像電腦處理。將其系統化的系統已經由CANON開發出來了。

簡明地說，就是將幾十萬張照片記憶在電腦中。必要的部分隨時都可以取出，與上一次的狀態加以比較檢討。這在世界上是最初的嘗試，因此幾個月前頭髮的狀態和現在頭髮的狀態，可以藉著畫像和圖表二種方法加以比較。努力的成果可以具體的觀察到，具有促進患者繼續使用的目的。

設置專門處理店

閱讀本書的人相信已經查覺到，這種生髮劑並不是對所有罹患脫毛症的患者都有效。依脫毛症的原因和年齡等的不同，有有效和無效的差距。

因此，加入日本醫學生髮協會的全國各地的皮膚科醫院，採用基於專門醫師診斷而銷售的方法。此外，如果附近沒有適當的皮膚科醫院時，則可以設置專門處理店，在諮詢顧問的指導下銷售。

如欲索取詳細資料，請與左列地方聯絡。

日本醫學育毛協會本部（日本醫學生髮協會）
住所　〒四六〇　日本國名古屋市中區丸の内二丁目七番二六號
電話　（〇五二）二二一－七五四四

附錄

附錄1

長毛與掉毛的真假

……常識・民間傳承的檢證

禿頭（尤其是少年禿）是我們經常看到的疾病，而且經過時間極長（經常是進行性的，很難自然治癒），因此，關於其病因和治療法有很多迷信和傳說。以下探討部分傳說，研究真實性。

1. 白髮的人不會禿頭

考慮這個問題時，我看著手上的門診患者資料照片。其中有的是白髮但出現少年禿症狀。的確有的人没有白髮卻有少年禿，先前提過，毛根處有「製造毛的毛母細胞」以及「製造黑色素的黑素細胞」。如果前者無用就會形成禿頭，後者失常就會造成白髮；兩者都有缺陷時，就同時出現兩種病狀。

但圓形脫毛症經常是新長出來的頭髮是白髮，理由不明，可能是引起圓形脫毛症的要因（例如壓力造成血液循環障礙）。給與黑素細胞更多的損害所造成的。其結果毛母細胞復活生長，但黑素細胞無法製造出色素，使得新生的毛是白色的。

此外，還有「因爲打擊而使頭髮一夜變白」，這就是因爲白髮、黑髮混合的「芝麻鹽頭的人」，頭髮整個掉光，罹患了嚴重的圓形脫毛症，黑髮掉得比白髮更多的結果，因爲只留下白髮，才會出現這種情形。

2. 禿頭不會罹患癌症

經常聽到這種說法。這麼說來禿頭較多的白人應該比禿頭較少的日本人更不容易罹患胃癌吧？這個說法是真的嗎？一九六九年，某位醫生爲了檢證這項傳說，因此調查男性型脫毛症與胃癌的關係。正常者七千零八十二人，胃癌患者六百六十三人，將其一一列表。算出男性型脫毛患者的比例，正常者一〇・八％，胃癌患者有四・五％，數值非常低。也就是說，關於胃癌方面，這個傳說似乎是真的。

不過這只是推測而已。可能是荷爾蒙平衡的問題。男性荷爾蒙佔優勢的人，也就是說男性荷爾蒙傾向於男性側的人「容易禿頭，但是對癌症可能有抵抗性」吧！

3.禿頭是遺傳，無法治好

這點本文已敘述過了。以某種意義而言，這是正確的，但是依接受方式的不同，也可以說它是錯誤的。像糖尿病和高血壓症等，和禿頭一樣，具有某種程度的遺傳。這些疾病都無法治療，亦即治療一段時間後，不會出現「已經完全治好了，不需再進行治療」的狀態。糖尿病患者可能一生都要接受胰島素治療；高血壓患者則需一生都服用降壓劑。

這些疾病雖無法完全治癒，但仍能進行治療，像糖尿病和高血壓症藉由適當的藥劑就能加以控制，能夠過著與健康的人同樣的生活。

禿頭也是同樣的，只要巧妙地加以治療，要恢復原狀並非夢想。「禿頭……無法治好」，並不是指它没有治療法，正確說法應該是「禿頭無法治癒，卻有有效的治療法。」

4. 老年人的禿頭卽使治療也無用

這一點在本文中已討論了。不論男女，高齡者比青壯年更容易得到效果。其理由如本文所述。也就是說，這個傳說並不正確。可是到了某種一定年齡以上，的確無法期待效果。來到脫毛症門診的最高齡的九十一歲的患者的頭髮還是無法生長，那麼到幾歲爲止還可以生長呢？關於這個問題因人而異、各有不同。

例如二十歲的十個人中，有十種不同的體力和元素。老年人的體力也具有很大的個人差異。有的人一百歲還能走路，有的人七十歲就已臥病在床。一般而言，仍充滿元氣且未罹患重大疾病的人，至少到七十歲爲止還能產生生髮效果。

5. 吃海帶芽、昆布就不會禿頭

這也是非常奇怪的說法。「吃這個東西就不會禿頭」，先前敍述過，並沒有對禿頭有效的特殊食物。像昆布等海草類的特別營養素是碘。碘不足的確會使毛髮的光澤不良，但國人的飲食中通常不會缺乏碘。此外，即使攝取超出必要以上的碘也不見得能使毛髮生長。昆布外形長長的，讓人聯想起濃密的黑髮，但昆布根和「毛母細胞」是完全不同的東西。當然我不是說吃昆布不好，而是說製造毛的蛋白質，因此要充分攝取大豆、豆腐、魚類等良質蛋白質。同時，攝取維他命C和E也有效。

6. 戴鋼盔會禿頭

很多人爲了戴鋼盔而感到煩惱，警察和工地現場的人員經常會問「戴鋼盔也不要緊嗎？」鋼盔對頭髮會造成不良影響，尤其是夏季高溫時期，會造成不良影響，另一點就是皮膚不清潔。

汗或皮脂較多的頭皮悶熱，對於細菌而言是「絕佳的繁殖場所」，毛細孔會引起發炎症狀，因爲發炎而使皮膚腫脹、毛孔阻塞，更會造成細菌增殖。並非禿頭的直接原因，但是這些發炎對毛髮當然不好，必須要切斷這些惡性循環，「不戴鋼盔」當然最好，但有必要時還是要戴。如果爲了幫助頭髮而遭遇意外事故導致死亡可就糟糕了。辦法是儘量縮短戴鋼盔的時間（特別是夏季），經常洗頭保持清潔。

此外，聽別人說可在鋼盔上鑽些孔（用錐子）。在夏季用的鋼盔上鑽些通風孔使通風良好，相信一定有效，至少能降低「會不會禿頭啊？」的擔心。對於精神而言當然是很好的。

7.禿頭的人都不是壞人

這的確是有趣的說法。是真的或假的呢？想到這個問題，看看報紙，每天都有犯罪的報導，以政治家的收賄最爲顯著。許多政治人物不都是禿頭嗎？再看看電視的國會議事轉播，髮型有的是條碼型、有的是斗篷型。由此看來這個說法是錯誤的。

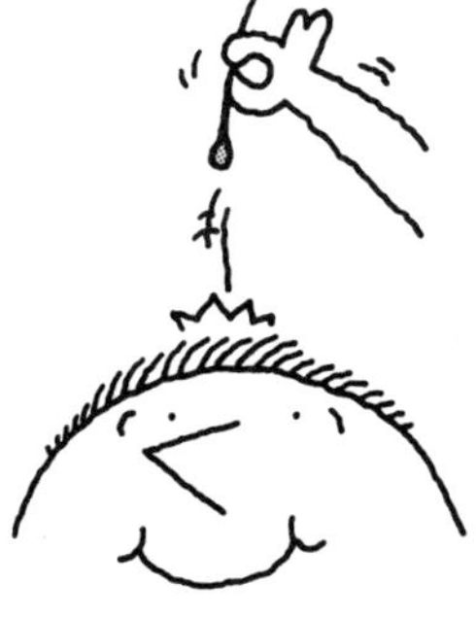

附錄2

日本醫學生髮協會成立的趣旨

因脫毛症而感到煩惱的患者，不論性別、年齡，的確非常煩惱。脫毛症中，圓形脫毛症屬於病態的疾病；而男性型脫毛症者則說「是因爲年齡的關係」，也有這種半放棄心態的脫毛症，尤其最近社會漸趨複雜，壓力積存的社會生活使得年輕人和女性的脫毛症也更爲明顯了。

製造生髮劑的公司、製造假髮的公司以及植髮的公司爲了得到顧客而絞盡腦汁，也流行許多富於魅力的廣告。在這些販賣情報中，患者應相信什麼、選擇什麼較好呢?生髮劑無法產生應有的效果，假髮的價格又昂貴，也許有很多人會因此而哭泣吧!

日本醫學生髮協會提供患者最新的醫學情報。爲提供患者最適當的治療，爲了幫助患者恢復頭髮，而由皮膚科、形成外科醫師組成日本醫學生髮協會。加盟協會醫師們應用本身的知識和技術，希望解決更多禿頭患者的煩惱。除了治療外，也提供資料或利用電話與患者協談。

以目前的健康保險制度而言，禿頭並不在保險範圍内，因此醫師也不了解這種痛苦，未認真考慮。目前的醫療體制仍和以前相同。社會變遷，醫師方面也要求新的醫療，希望能達成患者的心願。

我們絶不能輕易地判斷「只不過是頭髮嘛，又不會危及生命」，要認真考慮脱毛症對患者造成的困擾。

日本醫學生髮協會會長　福田皮膚科院長　福田金壽

大展出版社有限公司	圖書目錄
地址：台北市北投區11204 致遠一路二段12巷1號 郵撥： 0166955～1	電話：(02) 8236031 8236033 傳眞：(02) 8272069

・法律專欄連載・電腦編號 58

台大法學院 法律學系／策劃 法律服務社／編著

①別讓您的權利睡著了[1]	200元
②別讓您的權利睡著了[2]	200元

・秘傳占卜系列・電腦編號 14

①手相術	淺野八郎著	150元
②人相術	淺野八郎著	150元
③西洋占星術	淺野八郎著	150元
④中國神奇占卜	淺野八郎著	150元
⑤夢判斷	淺野八郎著	150元
⑥前世、來世占卜	淺野八郎著	150元
⑦法國式血型學	淺野八郎著	150元
⑧靈感、符咒學	淺野八郎著	150元
⑨紙牌占卜學	淺野八郎著	150元
⑩ＥＳＰ超能力占卜	淺野八郎著	150元
⑪猶太數的秘術	淺野八郎著	150元
⑫新心理測驗	淺野八郎著	160元
⑬塔羅牌預言秘法	淺野八郎著	200元

・趣味心理講座・電腦編號 15

①性格測驗１	探索男與女	淺野八郎著	140元
②性格測驗２	透視人心奧秘	淺野八郎著	140元
③性格測驗３	發現陌生的自己	淺野八郎著	140元
④性格測驗４	發現你的真面目	淺野八郎著	140元
⑤性格測驗５	讓你們吃驚	淺野八郎著	140元
⑥性格測驗６	洞穿心理盲點	淺野八郎著	140元
⑦性格測驗７	探索對方心理	淺野八郎著	140元
⑧性格測驗８	由吃認識自己	淺野八郎著	140元

⑨性格測驗9	戀愛知多少	淺野八郎著	160元
⑩性格測驗10	由裝扮瞭解人心	淺野八郎著	160元
⑪性格測驗11	敲開內心玄機	淺野八郎著	140元
⑫性格測驗12	透視你的未來	淺野八郎著	140元
⑬血型與你的一生		淺野八郎著	160元
⑭趣味推理遊戲		淺野八郎著	160元
⑮行爲語言解析		淺野八郎著	160元

・婦幼天地・電腦編號16

①八萬人減肥成果	黃靜香譯	180元
②三分鐘減肥體操	楊鴻儒譯	150元
③窈窕淑女美髮秘訣	柯素娥譯	130元
④使妳更迷人	成　玉譯	130元
⑤女性的更年期	官舒妍編譯	160元
⑥胎內育兒法	李玉瓊編譯	150元
⑦早產兒袋鼠式護理	唐岱蘭譯	200元
⑧初次懷孕與生產	婦幼天地編譯組	180元
⑨初次育兒12個月	婦幼天地編譯組	180元
⑩斷乳食與幼兒食	婦幼天地編譯組	180元
⑪培養幼兒能力與性向	婦幼天地編譯組	180元
⑫培養幼兒創造力的玩具與遊戲	婦幼天地編譯組	180元
⑬幼兒的症狀與疾病	婦幼天地編譯組	180元
⑭腿部苗條健美法	婦幼天地編譯組	180元
⑮女性腰痛別忽視	婦幼天地編譯組	150元
⑯舒展身心體操術	李玉瓊編譯	130元
⑰三分鐘臉部體操	趙薇妮著	160元
⑱生動的笑容表情術	趙薇妮著	160元
⑲心曠神怡減肥法	川津祐介著	130元
⑳內衣使妳更美麗	陳玄茹譯	130元
㉑瑜伽美姿美容	黃靜香編著	150元
㉒高雅女性裝扮學	陳珮玲譯	180元
㉓蠶糞肌膚美顏法	坂梨秀子著	160元
㉔認識妳的身體	李玉瓊譯	160元
㉕產後恢復苗條體態	居理安・芙萊喬著	200元
㉖正確護髮美容法	山崎伊久江著	180元
㉗安琪拉美姿養生學	安琪拉蘭斯博瑞著	180元
㉘女體性醫學剖析	增田豐著	220元
㉙懷孕與生產剖析	岡部綾子著	180元
㉚斷奶後的健康育兒	東城百合子著	220元
㉛引出孩子幹勁的責罵藝術	多湖輝著	170元

㉜培養孩子獨立的藝術	多湖輝著	170元
㉝子宮肌瘤與卵巢囊腫	陳秀琳編著	180元
㉞下半身減肥法	納他夏・史達賓著	180元
㉟女性自然美容法	吳雅菁編著	180元
㊱再也不發胖	池園悅太郎著	170元
㊲生男生女控制術	中垣勝裕著	220元
㊳使妳的肌膚更亮麗	楊　皓編著	170元
㊴臉部輪廓變美	芝崎義夫著	180元
㊵斑點、皺紋自己治療	高須克彌著	180元
㊶面皰自己治療	伊藤雄康著	180元
㊷隨心所欲瘦身冥想法	原久子著	180元
㊸胎兒革命	鈴木丈織著	180元
㊹NS磁氣平衡法塑造窈窕奇蹟	古屋和江著	180元

・青 春 天 地・電腦編號17

①A血型與星座	柯素娥編譯	160元
②B血型與星座	柯素娥編譯	160元
③O血型與星座	柯素娥編譯	160元
④AB血型與星座	柯素娥編譯	120元
⑤青春期性教室	呂貴嵐編譯	130元
⑥事半功倍讀書法	王毅希編譯	150元
⑦難解數學破題	宋釗宜編譯	130元
⑧速算解題技巧	宋釗宜編譯	130元
⑨小論文寫作秘訣	林顯茂編譯	120元
⑪中學生野外遊戲	熊谷康編著	120元
⑫恐怖極短篇	柯素娥編譯	130元
⑬恐怖夜話	小毛驢編譯	130元
⑭恐怖幽默短篇	小毛驢編譯	120元
⑮黑色幽默短篇	小毛驢編譯	120元
⑯靈異怪談	小毛驢編譯	130元
⑰錯覺遊戲	小毛驢編譯	130元
⑱整人遊戲	小毛驢編著	150元
⑲有趣的超常識	柯素娥編譯	130元
⑳哦！原來如此	林慶旺編譯	130元
㉑趣味競賽100種	劉名揚編譯	120元
㉒數學謎題入門	宋釗宜編譯	150元
㉓數學謎題解析	宋釗宜編譯	150元
㉔透視男女心理	林慶旺編譯	120元
㉕少女情懷的自白	李桂蘭編譯	120元
㉖由兄弟姊妹看命運	李玉瓊編譯	130元

㉗趣味的科學魔術　林慶旺編譯　150元
㉘趣味的心理實驗室　李燕玲編譯　150元
㉙愛與性心理測驗　小毛驢編譯　130元
㉚刑案推理解謎　小毛驢編譯　130元
㉛偵探常識推理　小毛驢編譯　130元
㉜偵探常識解謎　小毛驢編譯　130元
㉝偵探推理遊戲　小毛驢編譯　130元
㉞趣味的超魔術　廖玉山編著　150元
㉟趣味的珍奇發明　柯素娥編著　150元
㊱登山用具與技巧　陳瑞菊編著　150元

・健 康 天 地・電腦編號 18

①壓力的預防與治療　柯素娥編譯　130元
②超科學氣的魔力　柯素娥編譯　130元
③尿療法治病的神奇　中尾良一著　130元
④鐵證如山的尿療法奇蹟　廖玉山譯　120元
⑤一日斷食健康法　葉慈容編譯　150元
⑥胃部強健法　陳炳崑譯　120元
⑦癌症早期檢查法　廖松濤譯　160元
⑧老人痴呆症防止法　柯素娥編譯　130元
⑨松葉汁健康飲料　陳麗芬編譯　130元
⑩揉肚臍健康法　永井秋夫著　150元
⑪過勞死、猝死的預防　卓秀貞編譯　130元
⑫高血壓治療與飲食　藤山順豐著　150元
⑬老人看護指南　柯素娥編譯　150元
⑭美容外科淺談　楊啟宏著　150元
⑮美容外科新境界　楊啟宏著　150元
⑯鹽是天然的醫生　西英司郎著　140元
⑰年輕十歲不是夢　梁瑞麟譯　200元
⑱茶料理治百病　桑野和民著　180元
⑲綠茶治病寶典　桑野和民著　150元
⑳杜仲茶養顏減肥法　西田博著　150元
㉑蜂膠驚人療效　瀨長良三郎著　180元
㉒蜂膠治百病　瀨長良三郎著　180元
㉓醫藥與生活　鄭炳全著　180元
㉔鈣長生寶典　落合敏著　180元
㉕大蒜長生寶典　木下繁太郎著　160元
㉖居家自我健康檢查　石川恭三著　160元
㉗永恒的健康人生　李秀鈴譯　200元
㉘大豆卵磷脂長生寶典　劉雪卿譯　150元

㉙芳香療法	梁艾琳譯	160元
㉚醋長生寶典	柯素娥譯	180元
㉛從星座透視健康	席拉・吉蒂斯著	180元
㉜愉悅自在保健學	野本二士夫著	160元
㉝裸睡健康法	丸山淳士等著	160元
㉞糖尿病預防與治療	藤田順豐著	180元
㉟維他命長生寶典	菅原明子著	180元
㊱維他命C新效果	鐘文訓編	150元
㊲手、腳病理按摩	堤芳朗著	160元
㊳AIDS瞭解與預防	彼得塔歇爾著	180元
㊴甲殼質殼聚糖健康法	沈永嘉譯	160元
㊵神經痛預防與治療	木下眞男著	160元
㊶室內身體鍛鍊法	陳炳崑編著	160元
㊷吃出健康藥膳	劉大器編著	180元
㊸自我指壓術	蘇燕謀編著	160元
㊹紅蘿蔔汁斷食療法	李玉瓊編著	150元
㊺洗心術健康秘法	竺翠萍編譯	170元
㊻枇杷葉健康療法	柯素娥編譯	180元
㊼抗衰血癒	楊啟宏著	180元
㊽與癌搏鬥記	逸見政孝著	180元
㊾冬蟲夏草長生寶典	高橋義博著	170元
㊿痔瘡・大腸疾病先端療法	宮島伸宜著	180元
51膠布治癒頑固慢性病	加瀨建造著	180元
52芝麻神奇健康法	小林貞作著	170元
53香煙能防止癡呆？	高田明和著	180元
54穀菜食治癌療法	佐藤成志著	180元
55貼藥健康法	松原英多著	180元
56克服癌症調和道呼吸法	帶津良一著	180元
57Ｂ型肝炎預防與治療	野村喜重郎著	180元
58青春永駐養生導引術	早島正雄著	180元
59改變呼吸法創造健康	原久子著	180元
60荷爾蒙平衡養生秘訣	出村博著	180元
61水美肌健康法	井戶勝富著	170元
62認識食物掌握健康	廖梅珠編著	170元
63痛風劇痛消除法	鈴木吉彥著	180元
64酸莖菌驚人療效	上田明彥著	180元
65大豆卵磷脂治現代病	神津健一著	200元
66時辰療法——危險時刻凌晨４時	呂建強等著	180元
67自然治癒力提升法	帶津良一著	180元
68巧妙的氣保健法	藤平墨子著	180元
69治癒Ｃ型肝炎	熊田博光著	180元

⑰肝臟病預防與治療　劉名揚編著　180元
⑪腰痛平衡療法　荒井政信著　180元
⑫根治多汗症、狐臭　稻葉益巳著　220元
⑬40歲以後的骨質疏鬆症　沈永嘉譯　180元
⑭認識中藥　松下一成著　180元
⑮認識氣的科學　佐佐木茂美著　180元
⑯我戰勝了癌症　安田伸著　180元
⑰斑點是身心的危險信號　中野進著　180元
⑱艾波拉病毒大震撼　玉川重德著　180元
⑲重新還我黑髮　桑名隆一郎著　180元
⑳身體節律與健康　林博史著　180元
㉑生薑治萬病　石原結實著　180元

•實用女性學講座•電腦編號 19

①解讀女性內心世界　島田一男著　150元
②塑造成熟的女性　島田一男著　150元
③女性整體裝扮學　黃靜香編著　180元
④女性應對禮儀　黃靜香編著　180元
⑤女性婚前必修　小野十傳著　200元
⑥徹底瞭解女人　田口二州著　180元
⑦拆穿女性謊言88招　島田一男著　200元
⑧解讀女人心　島田一男著　200元

•校 園 系 列•電腦編號 20

①讀書集中術　多湖輝著　150元
②應考的訣竅　多湖輝著　150元
③輕鬆讀書贏得聯考　多湖輝著　150元
④讀書記憶秘訣　多湖輝著　150元
⑤視力恢復！超速讀術　江錦雲譯　180元
⑥讀書36計　黃柏松編著　180元
⑦驚人的速讀術　鐘文訓編著　170元
⑧學生課業輔導良方　多湖輝著　180元
⑨超速讀超記憶法　廖松濤編著　180元
⑩速算解題技巧　宋釗宜編著　200元
⑪看圖學英文　陳炳崑編著　200元

•實用心理學講座•電腦編號 21

①拆穿欺騙伎倆　多湖輝著　140元

②創造好構想 多湖輝著 140元
③面對面心理術 多湖輝著 160元
④偽裝心理術 多湖輝著 140元
⑤透視人性弱點 多湖輝著 140元
⑥自我表現術 多湖輝著 180元
⑦不可思議的人性心理 多湖輝著 150元
⑧催眠術入門 多湖輝著 150元
⑨責罵部屬的藝術 多湖輝著 150元
⑩精神力 多湖輝著 150元
⑪厚黑說服術 多湖輝著 150元
⑫集中力 多湖輝著 150元
⑬構想力 多湖輝著 150元
⑭深層心理術 多湖輝著 160元
⑮深層語言術 多湖輝著 160元
⑯深層說服術 多湖輝著 180元
⑰掌握潛在心理 多湖輝著 160元
⑱洞悉心理陷阱 多湖輝著 180元
⑲解讀金錢心理 多湖輝著 180元
⑳拆穿語言圈套 多湖輝著 180元
㉑語言的內心玄機 多湖輝著 180元

•超現實心理講座• 電腦編號 22

①超意識覺醒法 詹蔚芬編譯 130元
②護摩秘法與人生 劉名揚編譯 130元
③秘法！超級仙術入門 陸　明譯 150元
④給地球人的訊息 柯素娥編著 150元
⑤密教的神通力 劉名揚編著 130元
⑥神秘奇妙的世界 平川陽一著 180元
⑦地球文明的超革命 吳秋嬌譯 200元
⑧力量石的秘密 吳秋嬌譯 180元
⑨超能力的靈異世界 馬小莉譯 200元
⑩逃離地球毀滅的命運 吳秋嬌譯 200元
⑪宇宙與地球終結之謎 南山宏著 200元
⑫驚世奇功揭秘 傅起鳳著 200元
⑬啟發身心潛力心象訓練法 栗田昌裕著 180元
⑭仙道術遁甲法 高藤聰一郎著 220元
⑮神通力的秘密 中岡俊哉著 180元
⑯仙人成仙術 高藤聰一郎著 200元
⑰仙道符咒氣功法 高藤聰一郎著 220元
⑱仙道風水術尋龍法 高藤聰一郎著 200元

⑲仙道奇蹟超幻像　高藤聰一郎著　200元
⑳仙道鍊金術房中法　高藤聰一郎著　200元
㉑奇蹟超醫療治癒難病　深野一幸著　220元
㉒揭開月球的神秘力量　超科學研究會　180元
㉓西藏密教奧義　高藤聰一郎著　250元

・養 生 保 健・電腦編號 23

①醫療養生氣功　黃孝寬著　250元
②中國氣功圖譜　余功保著　230元
③少林醫療氣功精粹　井玉蘭著　250元
④龍形實用氣功　吳大才等著　220元
⑤魚戲增視強身氣功　宮　嬰著　220元
⑥嚴新氣功　前新培金著　250元
⑦道家玄牝氣功　張　章著　200元
⑧仙家秘傳袪病功　李遠國著　160元
⑨少林十大健身功　秦慶豐著　180元
⑩中國自控氣功　張明武著　250元
⑪醫療防癌氣功　黃孝寬著　250元
⑫醫療強身氣功　黃孝寬著　250元
⑬醫療點穴氣功　黃孝寬著　250元
⑭中國八卦如意功　趙維漢著　180元
⑮正宗馬禮堂養氣功　馬禮堂著　420元
⑯秘傳道家筋經內丹功　王慶餘著　280元
⑰三元開慧功　辛桂林著　250元
⑱防癌治癌新氣功　郭　林著　180元
⑲禪定與佛家氣功修煉　劉天君著　200元
⑳顛倒之術　梅自強著　360元
㉑簡明氣功辭典　吳家駿編　360元
㉒八卦三合功　張全亮著　230元
㉓朱砂掌健身養生功　楊　永著　250元
㉔抗老功　陳九鶴著　230元

・社會人智囊・電腦編號 24

①糾紛談判術　清水增三著　160元
②創造關鍵術　淺野八郎著　150元
③觀人術　淺野八郎著　180元
④應急詭辯術　廖英迪編著　160元
⑤天才家學習術　木原武一著　160元
⑥猫型狗式鑑人術　淺野八郎著　180元

⑦逆轉運掌握術 淺野八郎著 180元
⑧人際圓融術 澀谷昌三著 160元
⑨解讀人心術 淺野八郎著 180元
⑩與上司水乳交融術 秋元隆司著 180元
⑪男女心態定律 小田晉著 180元
⑫幽默說話術 林振輝編著 200元
⑬人能信賴幾分 淺野八郎著 180元
⑭我一定能成功 李玉瓊譯 180元
⑮獻給青年的嘉言 陳蒼杰譯 180元
⑯知人、知面、知其心 林振輝編著 180元
⑰塑造堅強的個性 坂上肇著 180元
⑱為自己而活 佐藤綾子著 180元
⑲未來十年與愉快生活有約 船井幸雄著 180元
⑳超級銷售話術 杜秀卿譯 180元
㉑感性培育術 黃靜香編著 180元
㉒公司新鮮人的禮儀規範 蔡媛惠譯 180元
㉓傑出職員鍛鍊術 佐佐木正著 180元
㉔面談獲勝戰略 李芳黛譯 180元
㉕金玉良言撼人心 森純大著 180元
㉖男女幽默趣典 劉華亭編著 180元
㉗機智說話術 劉華亭編著 180元
㉘心理諮商室 柯素娥譯 180元
㉙如何在公司頭角崢嶸 佐佐木正著 180元
㉚機智應對術 李玉瓊編著 200元
㉛克服低潮良方 坂野雄二著 180元
㉜智慧型說話技巧 沈永嘉編著 元
㉝記憶力、集中力增進術 廖松濤編著 180元

・精 選 系 列・電腦編號 25

①毛澤東與鄧小平 渡邊利夫等著 280元
②中國大崩裂 江戶介雄著 180元
③台灣・亞洲奇蹟 上村幸治著 220元
④7-ELEVEN高盈收策略 國友隆一著 180元
⑤台灣獨立 森 詠著 200元
⑥迷失中國的末路 江戶雄介著 220元
⑦2000年5月全世界毀滅 紫藤甲子男著 180元
⑧失去鄧小平的中國 小島朋之著 220元
⑨世界史爭議性異人傳 桐生操著 200元
⑩淨化心靈享人生 松濤弘道著 220元
⑪人生心情診斷 賴藤和寬著 220元

⑫中美大決戰　檜山良昭著　220元

•運 動 遊 戲• 電腦編號 26

①雙人運動　李玉瓊譯　160元
②愉快的跳繩運動　廖玉山譯　180元
③運動會項目精選　王佑京譯　150元
④肋木運動　廖玉山譯　150元
⑤測力運動　王佑宗譯　150元

•休 閒 娛 樂• 電腦編號 27

①海水魚飼養法　田中智浩著　300元
②金魚飼養法　曾雪玫譯　250元
③熱門海水魚　毛利匡明著　480元
④愛犬的教養與訓練　池田好雄著　250元

•銀髮族智慧學• 電腦編號 28

①銀髮六十樂逍遙　多湖輝著　170元
②人生六十反年輕　多湖輝著　170元
③六十歲的決斷　多湖輝著　170元

•飲 食 保 健• 電腦編號 29

①自己製作健康茶　大海淳著　220元
②好吃、具藥效茶料理　德永睦子著　220元
③改善慢性病健康藥草茶　吳秋嬌譯　200元
④藥酒與健康果菜汁　成玉編著　250元

•家庭醫學保健• 電腦編號 30

①女性醫學大全　雨森良彥著　380元
②初爲人父育兒寶典　小瀧周曹著　220元
③性活力強健法　相建華著　220元
④30歲以上的懷孕與生產　李芳黛編著　220元
⑤舒適的女性更年期　野末悅子著　200元
⑥夫妻前戲的技巧　笠井寬司著　200元
⑦病理足穴按摩　金慧明著　220元
⑧爸爸的更年期　河野孝旺著　200元
⑨橡皮帶健康法　山田晶著　200元

⑩33天健美減肥　相建華等著　180元
⑪男性健美入門　孫玉祿編著　180元
⑫強化肝臟秘訣　主婦の友社編　200元
⑬了解藥物副作用　張果馨譯　200元
⑭女性醫學小百科　松山榮吉著　200元
⑮左轉健康秘訣　龜田修等著　200元
⑯實用天然藥物　鄭炳全編著　260元
⑰神秘無痛平衡療法　林宗駛著　180元
⑱膝蓋健康法　張果馨譯　180元

・心 靈 雅 集・電腦編號 00

①禪言佛語看人生　松濤弘道著　180元
②禪密教的奧秘　葉逯謙譯　120元
③觀音大法力　田口日勝著　120元
④觀音法力的大功德　田口日勝著　120元
⑤達摩禪106智慧　劉華亭編譯　220元
⑥有趣的佛教研究　葉逯謙編譯　170元
⑦夢的開運法　蕭京凌譯　130元
⑧禪學智慧　柯素娥編譯　130元
⑨女性佛教入門　許俐萍譯　110元
⑩佛像小百科　心靈雅集編譯組　130元
⑪佛教小百科趣談　心靈雅集編譯組　120元
⑫佛教小百科漫談　心靈雅集編譯組　150元
⑬佛教知識小百科　心靈雅集編譯組　150元
⑭佛學名言智慧　松濤弘道著　220元
⑮釋迦名言智慧　松濤弘道著　220元
⑯活人禪　平田精耕著　120元
⑰坐禪入門　柯素娥編譯　150元
⑱現代禪悟　柯素娥編譯　130元
⑲道元禪師語錄　心靈雅集編譯組　130元
⑳佛學經典指南　心靈雅集編譯組　130元
㉑何謂「生」　阿含經　心靈雅集編譯組　150元
㉒一切皆空　般若心經　心靈雅集編譯組　150元
㉓超越迷惘　法句經　心靈雅集編譯組　130元
㉔開拓宇宙觀　華嚴經　心靈雅集編譯組　180元
㉕真實之道　法華經　心靈雅集編譯組　130元
㉖自由自在　涅槃經　心靈雅集編譯組　130元
㉗沈默的教示　維摩經　心靈雅集編譯組　150元
㉘開通心眼　佛語佛戒　心靈雅集編譯組　130元
㉙揭秘寶庫　密教經典　心靈雅集編譯組　180元

㉚坐禪與養生	廖松濤譯	110元
㉛釋尊十戒	柯素娥編譯	120元
㉜佛法與神通	劉欣如編著	120元
㉝悟（正法眼藏的世界）	柯素娥編譯	120元
㉞只管打坐	劉欣如編著	120元
㉟喬答摩・佛陀傳	劉欣如編著	120元
㊱唐玄奘留學記	劉欣如編著	120元
㊲佛教的人生觀	劉欣如編譯	110元
㊳無門關（上卷）	心靈雅集編譯組	150元
㊴無門關（下卷）	心靈雅集編譯組	150元
㊵業的思想	劉欣如編著	130元
㊶佛法難學嗎	劉欣如著	140元
㊷佛法實用嗎	劉欣如著	140元
㊸佛法殊勝嗎	劉欣如著	140元
㊹因果報應法則	李常傳編	180元
㊺佛教醫學的奧秘	劉欣如編著	150元
㊻紅塵絕唱	海　若著	130元
㊼佛教生活風情	洪丕謨、姜玉珍著	220元
㊽行住坐臥有佛法	劉欣如著	160元
㊾起心動念是佛法	劉欣如著	160元
㊿四字禪語	曹洞宗青年會	200元
51妙法蓮華經	劉欣如編著	160元
52根本佛教與大乘佛教	葉作森編	180元
53大乘佛經	定方晟著	180元
54須彌山與極樂世界	定方晟著	180元
55阿闍世的悟道	定方晟著	180元
56金剛經的生活智慧	劉欣如著	180元

・經 營 管 理・電腦編號 01

◎創新經營管理六十六大計（精）	蔡弘文編	780元
①如何獲取生意情報	蘇燕謀譯	110元
②經濟常識問答	蘇燕謀譯	130元
④台灣商戰風雲錄	陳中雄著	120元
⑤推銷大王秘錄	原一平著	180元
⑥新創意・賺大錢	王家成譯	90元
⑦工廠管理新手法	琪　輝著	120元
⑨經營參謀	柯順隆譯	120元
⑩美國實業24小時	柯順隆譯	80元
⑪撼動人心的推銷法	原一平著	150元
⑫高竿經營法	蔡弘文編	120元

國家圖書館出版品預行編目資料

重新還我黑髮/；桑名隆一郎著；劉小惠譯
——初版，——臺北市，大展，民86
面； 公分，——（健康天地；79）
譯自：ょみがえる黑髮
ISBN 957-557-751-5（平裝）
1.毛髮—疾病
415.736 86010168

重新還我黑髮

ISBN 957-557-751-5

原 著 者/ 桑名隆一郎
編 譯 者/ 劉 小 惠
發 行 人/ 蔡 森 明
出 版 者/ 大展出版社有限公司
社 址/ 台北市北投區（石牌）致遠一路2段12巷1號
電 話/ （02）8236031・8236033
傳 真/ （02）8272069
郵政劃撥/ 0166955-1
登 記 證/ 局版臺業字第2171號
承 印 者/ 高星企業有限公司
裝 訂/ 日新裝訂所
排 版 者/ 弘益電腦排版有限公司
電 話/ （02）7403609・7112792
初版1刷/ 1997年（民86年） 8月

定 價/ 180元

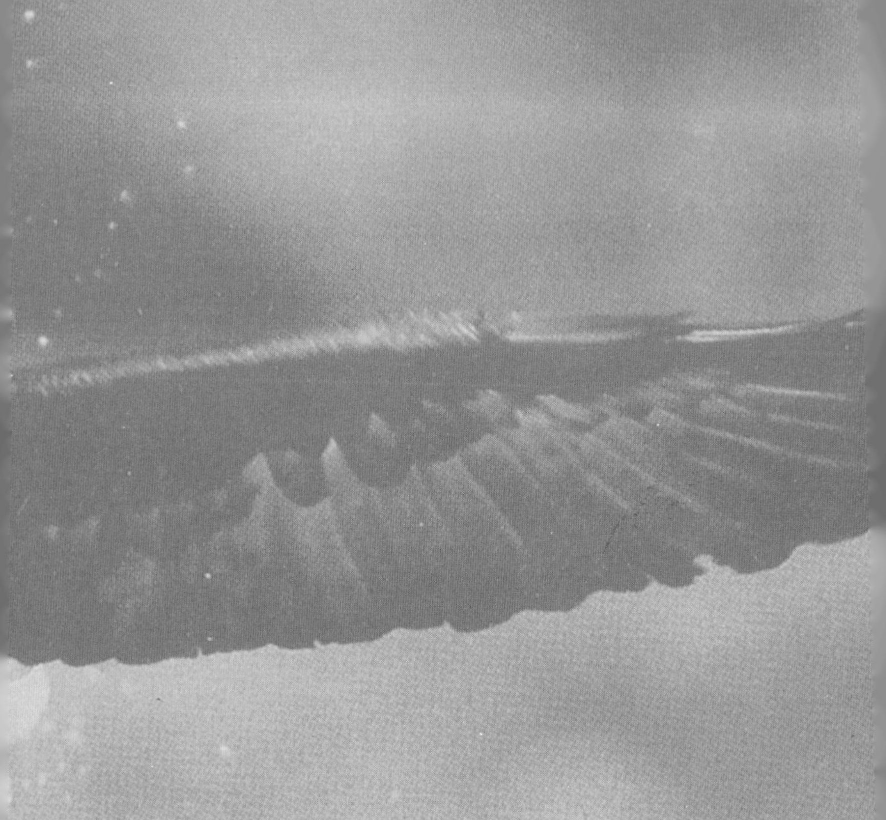